妇产科疾病治疗新进展

编著 吕姝菡 田晓艳 柳 青 黄成燕

汪振梅 郭海霞 闫丽娟 吴若愚

U0346666

IC 吉林科学技术出版社

图书在版编目（CIP）数据

妇产科疾病治疗新进展 / 吕姝菡等编著. —长春：
吉林科学技术出版社，2023.3
ISBN 978-7-5744-0367-3

Ⅰ.①妇… Ⅱ.①吕… Ⅲ.①妇产科病－诊疗 Ⅳ.
①R71

中国国家版本馆CIP数据核字（2023）第078958号

妇产科疾病治疗新进展

编　著	吕姝菡等	
出 版 人	宛　霞	
责任编辑	史明忠	
封面设计	济南睿诚文化发展有限公司	
制　版	济南睿诚文化发展有限公司	
幅面尺寸	170mm×240mm	
开　本	16	
字　数	227 千字	
印　张	13.125	
印　数	1-1500 册	
版　次	2023年3月第1版	
印　次	2024年1月第1次印刷	

出　　版　吉林科学技术出版社
发　　行　吉林科学技术出版社
地　　址　长春市南关区福祉大路5788号出版大厦A座
邮　　编　130118
发行部电话/传真　0431-81629529　81629530　81629531
　　　　　　　　　81629532　81629533　81629534
储运部电话　0431-86059116
编辑部电话　0431-81629510
印　　刷　廊坊市印艺阁数字科技有限公司

书　　号　ISBN 978-7-5744-0367-3
定　　价　108.00 元

前言
FOREWORD

　　妇产学科是专门研究妇女在妊娠期、分娩期、产褥期的生理和病理及非妊娠状态下妇女生殖系统的学科,是临床医学四大主要学科之一。妇产科与外科、内科、儿科学等临床学科有密切的联系,需要融合现代诊疗技术及临床药理学、病理学、胚胎学、解剖学、流行病学等多学科知识。随着科学技术的不断进步、医疗卫生行业的不断发展,妇产科学涌现出了许多新技术和新理论,这些新发展不仅与原有基础密切相关,更是与其他交叉学科相互渗透、借鉴、融合,原有理论和新技术在检测、治疗和应用等方面相互碰撞,给工作在临床第一线的妇产科医务人员造成了不小的挑战。因此,我们专门组织编写了《妇产科疾病治疗新进展》一书。

　　本书强调贴近临床需求,重视理论与实践相结合,对临床常见的妇产科疾病进行了详细介绍,涉及疾病的病因、发病机制、临床表现、诊断与治疗等内容。本书重点突出、逻辑性强、实用性高,在编写过程中参考了国内外最新指南,采用通俗易懂的描述将新技术、新理论、新进展融入临床实际工作中,有助于临床医师对妇产科疾病迅速做出正确诊断,制订有效的治疗方案,可供住院医师、进修生及其他相关专业医师参考使用。

　　由于时间仓促,编者们水平有限,编写过程中难免有不足之处,希望广大读者能给予批评指正,以便共同进步。

《妇产科疾病治疗新进展》编委会

2023 年 1 月

目 录
CONTENTS

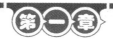

妇产科常用检查

第一节 女性生殖道细胞学检查

宫颈阴道脱落细胞学检查能简便有效地进行宫颈癌的筛查和预防,及早发现宫颈癌及其癌前病变,有效降低宫颈癌的发生率和死亡率。采用 TBS 细胞学分类提高了异常上皮细胞的检出率,较准确地反映了宫颈病变的本质,为患者做进一步检查和临床处理提供了明确的指导依据。

女性生殖道细胞包括来自阴道、宫颈、子宫和输卵管的上皮细胞。生殖道脱落细胞包括阴道上段、宫颈阴道部、子宫、输卵管及腹腔的上皮细胞,其中以阴道上段、宫颈阴道部的上皮细胞为主。临床上常通过宫颈阴道脱落细胞学检查来反映其生理及病理变化。宫颈阴道脱落细胞受性激素的影响出现周期性变化,因此,检查宫颈阴道脱落细胞可反映体内性激素水平。最重要的在于通过宫颈阴道脱落细胞学检查能简便有效地进行宫颈癌的筛查和预防,及早发现宫颈癌及其癌前病变,可以有效降低宫颈癌的发生率和死亡率。

一、细胞学检查取材、制片及相关技术

收集足量、有代表性的样本是宫颈细胞学检查的关键环节。宫颈细胞学假阴性率与样本的取材及制片失误密切相关,因此临床医师正确取材以获得高质量的宫颈细胞学涂片,对提高诊断的阳性率和准确性起到至关重要的作用。

(一)标本采集检查时间

样本采集最佳时间是在月经周期的第 15～25 天,避免月经期检查;采取标本前 24 小时内禁止性生活、阴道检查、灌洗及阴道用药,取材用具必须清洁干燥。

（二）标本取材

传统细胞学制片（巴氏细胞学涂片）已很少用，现在绝大多数采用液基制片细胞学检查，它改善了由于传统巴氏涂片上存在着大量的红细胞、白细胞、黏液及脱落坏死组织等而造成的 $50\%\sim60\%$ 假阴性。液基细胞学与常规涂片的操作方法不同，它利用特制小刷子刷取宫颈细胞，取材应在宫颈外口鳞状上皮与柱状上皮交接处，将特制小刷子尖端对准宫颈口，以宫颈外口为圆心，紧贴宫颈表面旋转3周刷取细胞，标本取出后立即洗入有细胞保存液的小瓶中，通过高精密度过滤膜过滤，将标本中的杂质分离，并使滤后的上皮细胞呈单层均匀地分布在玻片上。这种制片方法几乎保存了取材器上所有的细胞，且去除了标本中杂质的干扰，避免了细胞的过度重叠，使不正常细胞更容易被识别。利用薄层液基细胞学技术可将识别宫颈上皮内病变的灵敏度和特异度提高 85% 到 90% 左右。此外，该技术一次取样可多次重复制片，并可供做人乳头瘤病毒（human papilloma virus，HPV）的 DNA 检测和自动阅片。

（三）染色方法

细胞学染色方法有多种，如巴氏染色法、邵氏染色法及其他改良染色法。目前世界公认的标准宫颈细胞学染色方法仍是巴氏染色法，是早期诊断宫颈癌的关键性技术，其特点：细胞核细微结构清晰，能辨认染色质，细胞透明度好，色彩丰富鲜艳，能显示鳞状上皮不同角化程度。

（四）辅助诊断技术

辅助诊断技术包括免疫细胞化学、原位杂交技术、影像分析、流式细胞测量及自动筛选和人工智能系统等。

二、正常宫颈阴道细胞的形态特征

（一）鳞状上皮细胞

阴道及宫颈阴道部被覆非角化复层鳞状上皮细胞。鳞状上皮细胞由浅到深分为四层：表层细胞、中间层细胞、副基底层细胞、基底层细胞。上皮层可随子宫内膜周期性改变而改变。细胞由底层向表层逐渐成熟，鳞状上皮细胞的成熟过程是细胞由小逐渐变大；细胞形态由圆形变为舟形、多边形；细胞质染色由蓝染变为粉染；细胞质由厚变薄；细胞核由大变小，染色质由疏松变为致密。

1.表层细胞

成熟鳞状上皮细胞，直径 $40\sim60~\mu m$，细胞大而扁平，呈多边形，常单个存在,细胞质薄而透明,浅蓝色或浅红色,核小固缩,位于细胞中央,染色质疏松。表层细胞是育龄妇女巴氏涂片中最常见的细胞。雌激素刺激可使表层上皮细胞成熟,最常见于月经前半周期、排卵后和雌激素较高状态;妊娠、更年期、激素水平低下时成熟表层细胞比例减少。

2.中间层细胞

中间层与表层上皮细胞大小类似,直径 $35\sim50\ \mu m$,舟状,呈多边形或卵圆形;细胞质较丰富,嗜碱性,浅蓝色或浅绿色,核圆形或卵圆形,直径 $7\sim8\ \mu m$,染色质细颗粒状,疏松,核质比例低。中间层细胞核的大小及核染色质情况是判断上皮细胞病变的重要参考指标。

3.副基底层细胞

副基底层细胞为不成熟的鳞状上皮细胞,直径 $12\sim30\ \mu m$,单个或片状出现。细胞呈圆形或卵圆形,细胞质较厚,深绿色,边界光滑,细胞核圆形或卵圆形,位于中央,核染色质呈细颗粒状,均匀分布。巴氏涂片中主要以副基底细胞为主,代表上皮不完全分化,上皮萎缩。常见于儿童及产后、哺乳和绝经后的女性。

4.基底层细胞

基底层细胞与基底膜相连,位于上皮最底层,类似副基底层细胞,为未分化细胞,细胞小,直径 $10\sim12\ \mu m$,类似组织细胞。细胞呈圆球形,核圆居中,染色质细、均匀,细胞质少,呈嗜碱性染色,核质比 $1:1$。一般宫颈细胞学涂片中不会见到,仅见于严重萎缩和高度损伤上皮,常伴有副基底层细胞。

(二)腺上皮细胞

腺上皮细胞又分为宫颈腺上皮细胞和子宫内膜细胞。

1.宫颈腺上皮细胞

宫颈管被覆单层柱状上皮细胞,多为具有分泌功能的黏液腺上皮细胞,在宫颈刮片中可找到。腺上皮细胞单个或成团、片状分布,呈多角形"蜂窝状"或"栅栏状"的平铺二维结构;细胞为高柱状或立方状,核位于基底部,呈圆形或卵圆形,染色质细,分布均匀,细胞质稀薄,充满淡蓝色黏液,部分有分泌空泡。

2.子宫内膜细胞

子宫内膜细胞包括子宫内膜腺细胞和间质细胞,均可出现在巴氏涂片中。细胞团呈小的三维立体结构,排列紧密,细胞呈圆形或卵圆形,核偏位、圆形、深染,核仁小或未见,染色质细、均匀,细胞质极少,嗜碱性,核质比高。子宫内膜细胞多见于月经周期的前半期,数量少,对于无临床症状绝经前妇女发现有子宫内膜细胞,无须进一步评估;而绝经后妇女巴氏涂片中见有子宫内膜细胞,则需要进一步检查宫腔内膜情况。

(三)非上皮成分

非上皮成分如吞噬细胞、白细胞、淋巴细胞、红细胞等。

三、反应性及微生物感染性病变中宫颈阴道脱落细胞的形态改变

(一)良性反应性改变

引起宫颈细胞反应性或修复性改变的常见原因:感染、炎症、放疗、宫内节育器、萎缩、创伤、刺激等。修复性改变可累及成熟或化生的鳞状细胞和腺上皮细胞,修复的特征是增大的细胞核和明显的核仁,易被误认为存在严重病变。但在修复过程中,细胞呈单层,核极向一致,呈流水状排列。如果出现明显的核大小不等、染色质分布不均、核仁大小和形状不等的非典型修复性变化,可以确诊为非典型鳞状细胞或非典型腺细胞。

(二)微生物感染

1.细菌感染

常见的病原体有阴道嗜血杆菌、放线菌、纤毛菌和沙眼衣原体等。细菌性阴道病不是由单一细菌所致,而是正常菌群失调,多种细菌取代正常乳酸杆菌而大量生长,导致细菌性阴道病的发生。涂片中单个鳞状细胞被一层细菌覆盖,看似一个绒球,表面模糊有斑点和细小颗粒,胞核不清,这种鳞状细胞称为线索细胞。放线菌为有分支的丝状菌,涂片中见成团深嗜碱性、大小不一的球状物,似"棉花团",为缠绕成团的细丝状病原体,周边呈放射状排列,常伴有大量白细胞的急性炎症情况。

2.病毒感染

常见的病毒包括人乳头瘤病毒、单纯疱疹病毒、巨细胞病毒。单纯疱疹病毒感染不成熟鳞状细胞、化生细胞及黏液腺上皮细胞,最具特征性改变是病变细胞内多个细胞核紧密重叠或呈镶嵌状,细胞核呈均匀毛玻璃状,可见致密嗜酸性包涵体。巨细胞病毒感染在巴氏涂片中较少被发现。

3.真菌感染

90%阴道真菌感染由白色念珠菌所致,在巴氏涂片中可见芽生酵母(孢子)和假菌丝,两者常共存,孢子3~7 μm,有包膜,圆形或卵圆形,假菌丝呈淡粉色或蓝色,液基涂片中常见到被菌丝"串起"的缗钱状鳞状细胞和白细胞核碎片。

4.寄生虫感染

寄生虫感染常见于阴道滴虫感染,呈单个分散或成团存在。虫体呈倒置的梨形、圆形或椭圆形,直径 15～30 μm;胞质灰蓝色浅染常伴有嗜酸性颗粒;细胞核小,呈椭圆形或梭形,偏位,染色淡,位于虫体的前端约 1/3 处;鞭毛通常不易见到。细胞核是诊断阴道滴虫的必要条件。

四、异常宫颈阴道脱落细胞的形态改变

(一)鳞状上皮细胞异常

2014 年 TBS 宫颈细胞学命名系统将鳞状上皮细胞异常分为非典型鳞状细胞、鳞状上皮内病变以及鳞状细胞癌。常常通过鳞状细胞成熟度、细胞核形态、异型细胞数量这 3 个主要指标判读鳞状上皮内病变程度。

1.低级别鳞状上皮内病变(LSIL)

多数低级别鳞状上皮内病变由高危型 HPV 感染所致,包括典型 HPV 感染引起的挖空细胞形态学改变和传统轻度异型增生细胞(非挖空细胞)。其特征性改变:累及中表层鳞状细胞,呈多边形,细胞质成熟,淡蓝色或淡红色,细胞核增大,至少达正常中层鳞状细胞核的 3 倍。挖空细胞表现为核周空晕及细胞质外围浓染区,核增大、深染,双核或多核,核膜轻度不规则,无核仁。只有核周空晕,而无核的异型性时不足以诊断 LSIL。

2.高级别鳞状上皮内病变(HSIL)

几乎所有高级别鳞状上皮内病变由高危型 HPV 感染引起,作为浸润性鳞状细胞癌的癌前病变,在宫颈细胞学检测中发现,能有效预防宫颈癌的发生。不同于 LSIL,HSIL 通常为不成熟鳞状细胞,呈单个、成片或合胞体样聚集,细胞小、胞核增大、深染,染色质粗糙,核膜不规则,细胞质形态多样,可表现为不成熟、淡染或化生性浓染,细胞质稀少,核质比增大。与 HSIL 形态相似的细胞改变包括不成熟鳞化、萎缩、子宫内膜细胞、宫内节育器反应细胞等,需要进行鉴别诊断;正确判读 HSIL 不仅关系到患者的治疗处理,对病理诊断医师也是一个挑战。

3.鳞状细胞癌

常见角化型和非角化型鳞状细胞癌两种类型,两者细胞学特征并不相同。经典鳞状细胞癌特征:核增大,核膜不规则,核深染不均匀,染色质呈粗块状,大而显著的核仁,嗜碱性浓染细胞质。角化型鳞状细胞癌特征出现奇异形细胞,细胞形状多变,呈梭形、蝌蚪状或带尾巴,常伴角化过度、角化不良,细胞多形性明

显。肿瘤素质通常可见,是间质浸润的最重要细胞学特征。

4.非典型鳞状细胞,不能明确意义(ASC-US)

非典型鳞状细胞,不能明确意义(atypical squamous cell of undetermined significance,ASC-US)指细胞学改变提示 LSIL 可能,但无论质量还是数量都不足以明确诊断。诊断 ASC-US 需要三个基本特征:鳞状分化、核质比升高及细胞核改变(包括轻度核深染和核不规则)。尽管 ASC-US 诊断的重复性较差,但 ASC-US 判读标准有助于提高诊断潜在癌前病变或浸润性癌的敏感性,但对其诊断比例应该控制在 5% 以下。

5.非典型鳞状细胞,不除外高度鳞状上皮内病变

非典型鳞状细胞,不除外高度鳞状上皮内病变(atypical squamous cells,except highly squamous intraepithelial lesions,ASC-H)少见,通常占 ASC 的 5%～10%。指细胞学改变提示 HSIL,但缺乏明确诊断 HSIL 所要求的标准。所以 ASC-H 为可疑 HSIL,包括真正的 HSIL 及类似 HSIL 的良性病变。

6.低度鳞状上皮内病变,不除外高度鳞状上皮内病变

低度鳞状上皮内病变,不除外高度鳞状上皮内病变在 2014 年 TBS 新分类中提出了此诊断术语。指细胞具有明确 LSIL 特征,但少数细胞提示 HSIL 或 ASC-H。越来越多的组织学随访结果显示 LSIL 和 ASC-H 患者罹患高级别鳞状上皮内病变的风险介于 LSIL 和 HSIL 之间,应该接受阴道镜检查,而不是做高危 HPV 检测。

(二)腺上皮细胞异常

1.宫颈原位腺癌(adenocarcinoma in situ,AIS)

宫颈原位腺癌是浸润性腺癌的癌前病变。作为独立的诊断术语,细胞学判读准确性及重复性都很高。细胞学特征包括结构异常和细胞异常,结构异常表现为深染拥挤细胞群,呈现腺分化:条带状或菊形团状,羽毛状或短鸟尾样排列;细胞核质比增高,细胞核增大、拉长(雪茄烟样外观)并形成复层结构,核仁不明显,核分裂常见,背景干净。AIS 常伴随浸润性腺癌和鳞状上皮内病变。

2.宫颈腺癌

多数宫颈腺癌的细胞学具有 AIS 的部分特征,但细胞排列极性消失,并具有侵袭特征,表现为具有肿瘤素质,大量单个异常细胞,显著的核仁。相当数量的浸润性腺癌与 AIS 无法鉴别,但多数病例可以解释为倾向或怀疑腺癌。

3.子宫内膜腺癌

子宫内膜腺癌的敏感性极低,也是宫颈细胞学检查的一个难题。其细胞学

改变主要依据肿瘤的类型和级别而变化。通常形成三维立体细胞簇,细胞质少、嗜碱性,常有空泡,细胞质内常见中性粒细胞;胞核增大,染色质分布不均,染色质旁区空亮,核仁小而明显,肿瘤水样素质不明显。

4.非典型腺细胞(atypical glandular cells,AGC)

非典型腺细胞来源于腺上皮的异常细胞常难以确定是肿瘤性还是反应性,只要腺细胞核的异型超过了明显反应性或修复性改变,但又缺乏明确 AIS 或浸润性腺癌的特征,就归入非典型腺细胞。一旦判读为 AGC 后,要尽可能细分,以确定其来源于宫颈管或子宫内膜,如果细胞来源不能确定,则使用广义的无指定腺细胞。非典型宫颈管细胞若倾向于肿瘤时,需进一步证明。

五、宫颈和阴道细胞学诊断的报告形式

20 世纪 40 年代,巴氏 5 级分类法开始广泛应用于宫颈癌的筛查、预防,极大地降低了宫颈癌的发病率和死亡率,是过去 50 年中最有效的宫颈癌筛查方法。巴氏分类法的局限性在于采用分级诊断,对癌和癌前病变没有明确的诊断标准,可重复性差;标本采集和制片方法简单、粗糙,不能制作满意的细胞标本,造成诊断困难,存在较高的假阳性率和假阴性率。为了使宫颈细胞学的诊断报告与组织病理学诊断术语一致,使细胞学报告与临床处理密切结合,1988 年美国制定宫颈细胞学 Bethesda 报告系统,经 1991 年、2001 年及 2014 年 3 次修订,这种描述性的诊断方法已成为国际通用的宫颈细胞学报告方式,在中国已逐渐替代传统的巴氏 5 级分类法。TBS 分类改良了以下 3 个方面:①TBS 细胞学分类采用接近组织病理学诊断的描述性术语,突破了巴氏 5 级分类法"癌"和"非癌"的局限性,对癌前病变的细胞学形态表现有明确的诊断标准。②与传统的巴氏 5 级分类法相比较,增加了标本满意度评估,增加了腺上皮病变的诊断,并且将鳞和腺病变分类更加细化,与组织学诊断术语的对应性更好。③TBS 细胞学分类提高了异常上皮细胞的检出率,较准确地反映了宫颈病变的本质,为患者做进一步检查和临床处理提供了明确的指导依据。

2014 年 TBS 描述性诊断报告主要包括 3 项基本内容:①标本评估;②总分类;③描述性命名(判读和结果)。

(一)标本类型

标本类型指明巴氏涂片、液基制片或其他。

(二)标本质量评估

1.满意

描述是否存在宫颈或移行带细胞成分和其他质控指标,如部分细胞成分被血遮盖和炎症等。

2.不满意

拒收或未进入制片过程(详述原因);标本经制片并进行了阅片,但对判读上皮异常不满意(说明原因)。

(三)总分类

未见上皮内病变或恶性病变;上皮细胞异常:见描述结果(详细说明鳞状上皮、腺上皮)。

(四)判读意见和结果

1.未见上皮内病变或恶性病变

在没有瘤变的细胞学证据时,要在前面的总分类和/或报告的描述结果中陈述是否有微生物或其他非肿瘤性的细胞形态特征。

(1)正常细胞成分:鳞状细胞、腺上皮细胞、子宫内膜细胞、子宫下段内膜细胞。

(2)非肿瘤性所见如下所述。①非肿瘤性细胞改变:鳞状细胞化生、角化鳞状细胞、输卵管化生、萎缩、怀孕相关细胞改变。②反应性细胞改变:炎症(包括典型修复细胞)、淋巴细胞(滤泡)性宫颈炎、放疗、宫内节育器、萎缩。③子宫切除后出现腺细胞。

(3)微生物:①滴虫性阴道炎;②真菌感染,形态符合念珠菌属;③阴道菌群变异提示细菌性阴道病;④细菌形态符合放线菌属;⑤细胞形态改变符合单纯疱疹病毒感染。

2.上皮细胞异常

(1)鳞状上皮细胞异常。①非典型鳞状细胞:非典型鳞状细胞,意义不明确;非典型鳞状细胞,不除外高度鳞状上皮内病变。②低级别鳞状上皮内病变:包括HPV 感染,轻度非典型增生、宫颈上皮内瘤变(cervical intraepithelial neoplasia, CIN)1 级。③高级别鳞状上皮内病变:包括中、重度非典型增生,原位癌,CIN 2 和 CIN 3。④鳞癌。

(2)腺上皮细胞异常。①非典型腺上皮细胞包括宫颈管细胞;子宫内膜细胞;非指定腺细胞。②非典型腺上皮细胞包括宫颈管细胞,倾向瘤变;非指定腺细胞。③宫颈管原位腺癌。④腺癌包括宫颈管腺癌;子宫内膜腺癌;子宫外腺癌;无特殊类型腺癌。

3.子宫内膜细胞

患者≥45 岁,如果未见鳞状上皮内病变则详细说明。

4.其他恶性肿瘤

其他恶性肿瘤需做具体说明。

(五)细胞自动阅片

如果阅片是用自动化设备检查的,说明其方法和结果。

(六)辅助实验

简洁描述实验方法并报告结果,使之更易为临床医师理解。

(七)教育注释及建议

建议应确切并与专业人员组织出版的临床随访原则相一致。

六、宫颈癌筛查指南及临床处理

2011 年,美国癌症学会联合美国阴道镜和宫颈病理学会和美国临床病理学会共同对美国宫颈癌筛查指南进行了更新。针对一般人群:①21～29 岁妇女,目前的筛查方法仍是宫颈液基细胞学检查;HPV 检测不作为常规检查,但可用于未明确诊断意义的非典型鳞状细胞的分层诊断。②30～65 岁妇女每隔 3 年筛查 1 次细胞学,或细胞学和高危型 HPV 共同检测每 5 年 1 次,单独 HPV 检测仍不能作为初筛方法。

由于 2011 版宫颈癌筛查指南对初次筛查的年龄、不同年龄组的筛查方法、最佳细胞学筛查间期、共同检测(细胞学＋HPV)的应用等都做了新规定,因此,2012 年美国阴道镜和宫颈病理学会修改并重新制定了《宫颈癌筛查异常及癌前病变的处理指南》,针对一般人群:①LSIL,未行 HPV 检测或 HPV 阳性者,推荐阴道镜检查;如果共同检测结果为细胞学 LSIL 而 HPV 阴性,一年后重复共同检测。②HSIL,无论 HPV 结果如何都需进行阴道镜检查。另一方案是直接行宫颈环形电切术。③AGC 和 AIS,除了不典型宫内膜细胞,均推荐阴道镜检查并进行宫颈管搔刮,不推荐反馈性 HPV 检测。对于 35 岁及以上的妇女,还需同时进行子宫内膜诊刮检查。④ASC-H,无论 HPV 结果如何都需进行阴道镜检查,不推荐反馈性 HPV 检测。⑤ASC-US,最佳方案是反馈性 HPV 检测,如果 HPV 检测阴性,推荐相隔 3 年重复共同检测;如果 HPV 阳性,推荐阴道镜检查;

如果阴道镜检查未见宫颈上皮内病变,相隔 12 个月重复共同检测;如果共同检测呈双阴性,恢复常规筛查。中国宫颈癌筛查尽管起步略晚于美国等西方国家,但随着液基细胞学诊断技术、宫颈 TBS 报告系统的大力推广和应用,已经逐渐与国际接轨。鉴于中国和美国不同的医疗体制,国人对宫颈癌筛查的认知程度及不同地区经济水平存在差异,针对宫颈癌筛查和临床处理工作,中国需要多部门、多学科的合作,参照美国的筛查经验和处理指南,制定出适合本国国情的宫颈癌筛查方案和临床处理指南。

第二节　女性生殖器官活组织检查

女性生殖器官活组织检查是对机体的可疑病变部位取小部分组织进行快速的病理或常规病理检查,简称活检。活检结果是可靠的术前诊断依据,是诊断的"金标准"。妇科常用的女性生殖器官活组织检查包括外阴活检、阴道活检、宫颈活检、子宫内膜活检、宫颈锥形切除及诊断性刮宫。特殊情况下因病情需要,在术中进行卵巢组织活检、盆腔淋巴结活检、大网膜组织活检以及盆腔病灶组织活检以帮助患者明确诊断,确定手术范围。

一、外阴活组织检查

(一)适应证

(1)外阴部位赘生物或溃疡需明确性质,尤其是需排除恶变者。

(2)外阴皮肤色素减退性及皮肤增厚性改变需明确性质或排除恶变者。

(3)疑为外阴梅毒性病变、外阴结核、外阴尖锐湿疣及外阴阿米巴病等外阴特异性感染明确诊断者。

(4)外阴局部淋巴结肿大病因不明者。

(二)禁忌证

(1)外阴急性炎症,尤其是化脓性炎症期。

(2)疑有恶性黑色素瘤。

(3)疑为恶性滋养细胞疾病外阴转移。

(4)经期尽量不做活检。

(三)方法

患者取膀胱截石位,常规外阴消毒、铺巾,活检部位组织给予0.5%利多卡因实施局部浸润麻醉。根据病灶情况选取活检部位,以刀片或剪刀获取适当大小的组织,有蒂的赘生物可自蒂部取下,小赘生物也可以活检钳钳取。溃疡或有局部坏死病灶尽可能在病灶边缘取组织,最好取下少量正常组织。可通过局部压迫、电凝或缝扎止血。根据需要将标本做快速病理切片检查,或以10%甲醛溶液或95%乙醇溶液固定后做常规组织病理检查。

(四)注意事项

(1)活检组织须有足够大小,最好达到直径 5 mm 以上。

(2)表面有坏死溃疡的病灶,活检须达到足够深度并取新鲜有活性的组织。

(3)必要时需做多点活检。

(4)最好在病变组织与正常组织交界处进行活检。

二、阴道活组织检查

(一)适应证

(1)阴道壁赘生物或溃疡需明确病变性质者。

(2)疑为阴道特异性感染需明确诊断者。

(二)禁忌证

(1)外阴阴道或宫颈急性炎症期和月经期。

(2)疑为恶性黑色素瘤者。

(3)疑为滋养细胞肿瘤阴道转移者。

(三)方法

患者取膀胱截石位,常规外阴阴道消毒,铺巾,使用阴道窥器暴露可疑病变部位,局部再次消毒,剪取或钳取适当大小的组织,有蒂的赘生物可自蒂部取下,小赘生物可以活检钳钳取。局部压迫、电凝或缝扎止血,根据患者病情,还可先行碘染色试验,在碘不染处活检,必要时阴道内需填塞无菌纱球以压迫止血。标本根据需要做快速病理切片检查,或以 10%甲醛溶液或 95%乙醇溶液固定后做常规组织病理检查。

(四)注意事项

阴道内填塞的无菌纱球须在术后 48 小时内取出,切勿遗漏;其余同外阴活检。

三、宫颈活组织检查

(一)适应证

(1)宫颈糜烂接触性出血,疑有宫颈癌需确定病变性质者。

(2)宫颈细胞学涂片 TBS 诊断为鳞状细胞异常者。

(3)高危型 HPV 感染治疗后长期不转阴者。

(4)宫颈脱落细胞涂片检查巴氏Ⅲ级或以上者。

(5)宫颈脱落细胞涂片检查巴氏Ⅱ级,经抗感染治疗后反复复查仍为巴氏Ⅱ级者。

(6)肿瘤固有荧光检查或阴道镜检查反复为可疑阳性或阳性者。

(7)宫颈赘生物或溃疡需明确病变性质者。

(8)疑为宫颈尖锐湿疣等特异性感染需明确诊断者。

(二)禁忌证

(1)外阴阴道急性炎症。

(2)月经期、妊娠期视情况而定。

(三)方法

(1)患者取膀胱截石位,常规外阴消毒,铺无菌孔巾。

(2)阴道窥器暴露宫颈,拭净宫颈表面黏液及分泌物后行局部消毒。

(3)根据需要选取取材部位,剪取或钳取适当大小的组织块:有蒂的赘生物可以剪刀于白蒂部剪下;小赘生物可以活检钳钳取;有糜烂溃疡的可于肉眼所见的糜烂溃疡较明显处或病变较深处以活检钳取材;无明显特殊病变或必要时以活检钳在宫颈外口鳞状上皮与柱状上皮交界部位选 3、6、9、12 点处取材;为提高取材的准确性,可在宫颈阴道部涂以复方碘溶液,选择不着色区取材;也可在阴道镜或肿瘤固有荧光诊断仪的指引下进行定位活检。

(4)局部压迫止血、出血多时可行电凝止血或缝扎止血,手术结束后以长纱布卷压迫止血。

(5)标本根据需要做冰冻切片检查,或以 10% 甲醛溶液或 95% 乙醇溶液固定后做常规组织病理检查。

(四)注意事项

(1)阴道内填塞的长纱布卷须在术后 12 小时内取出,切勿遗漏。

（2）急性外阴阴道炎症可于治愈后再做活检。

（3）妊娠期原则上不做活检，以避免流产、早产，但临床高度怀疑宫颈恶性病变者仍应检查。做好预防和处理流产与早产的前提下，同时向患者及其家属讲明活检的重要性及可能出现的后果，取得理解和同意后即可施行。

（4）月经前期不宜做活检，以免与活检处出血相混淆，且月经来潮时创口不易愈合，并增加内膜在切口种植的机会，导致宫颈的子宫内膜异位症。

四、诊断性刮宫

诊断性刮宫简称诊刮，其目的是刮取宫腔内容物（子宫内膜及宫腔内其他组织）做病理组织检查以协助诊断。特殊情况需同时除外宫颈管病变时，则需先刮取宫颈管内容物再刮取宫腔内容物进行病理组织学检查，称为分段诊断性刮宫（简称分段诊刮）。子宫内膜活组织检查不仅能判断有无排卵和了解子宫内膜的发育程度，而且还能间接反映卵巢的黄体功能，并有助于子宫内膜增生性疾病和内膜癌的诊断。

（一）适应证

（1）月经紊乱，需了解子宫内膜变化及其对性激素的反应者。

（2）异常子宫出血或绝经后阴道流血，需明确诊断或止血者。

（3）阴道异常排液，需检查子宫腔脱落细胞或明确有无子宫内膜病变者。

（4）不孕症，需了解有无排卵或疑有子宫内膜结核者。

（5）影像检查提示宫腔内有组织残留，需证实或排除子宫内膜癌、子宫内膜息肉或流产等疾病者。

（二）禁忌证

（1）外阴阴道及宫颈急性炎症，急性或亚急性盆腔炎。

（2）可疑妊娠。

（3）急性或严重全身性疾病，不能耐受小手术者。

（4）手术前体温＞38.5 ℃。

（三）方法

1.取材时间

不同的疾病应有不同的取材时间。

（1）需了解卵巢功能：月经周期正常者，经前1～2天或月经来潮12小时内取材。

(2)闭经:随时可取材。

(3)功能失调性子宫出血:如疑为子宫内膜增生过长,应于月经前1～2天或月经来潮24小时内取材;如疑为子宫内膜剥脱不全,则应于月经第5～7天取材。

(4)不孕症需了解有无排卵:可于预期月经日前7天取材。

(5)疑有子宫内膜癌:随时可取材。

(6)疑有子宫内膜结核:于月经期前1周或月经来潮12小时内取材,取材前3天及取材后3天每天肌内注射链霉素0.75 g,并口服异烟肼0.3 g,以防结核扩散。

2.取材部位

一般于子宫前、后壁各取一条内膜,如疑有子宫内膜癌,另于宫底再取一条内膜。

(四)手术步骤

(1)排尿后取膀胱截石位,外阴、阴道常规消毒铺巾。

(2)做双合诊,了解子宫大小、位置及宫旁组织情况。

(3)用阴道窥器暴露宫颈,再次消毒宫颈与宫颈管,钳夹宫颈,若需行分段诊刮者,先予刮匙搔刮颈管,刮出物固定于10%甲醛溶液或95%乙醇溶液中单独送病理检查,然后再用子宫探针缓缓进入,探明子宫方向及宫腔深度。若宫颈口过紧,可根据所需要取得的组织块大小用宫颈扩张器扩张至小号刮匙或中、大号刮匙能进入为止。

(4)于阴道后穹隆处置盐水纱布一块,以收集刮出的内膜碎块。用刮匙由内向外沿宫腔四壁及两侧宫角有次序地将内膜刮除,并注意宫腔有无变形及高低不平的情况。

(5)取下纱布上的全部组织固定于10%甲醛溶液或95%乙醇溶液中,送病理检查。检查申请单上需注明末次月经时间。

(五)注意事项

(1)阴道及宫颈、盆腔的急性炎症者应治愈后再做活检。

(2)出血、子宫穿孔、感染是最主要的并发症。有些疾病可能导致术中大出血,应于术前建立静脉通路,并做好输血准备,必要时还需做好腹腔镜或开腹止血的手术准备;哺乳期、产后、剖宫产术后、绝经后、子宫严重后屈等特殊情况下尤应注意避免子宫穿孔的发生;术中严格执行无菌操作,术前、术后可给予抗生素预防感染,一般术后 2 周内禁止性生活及盆浴,以免感染。

（3）若刮出物肉眼观察高度怀疑为癌组织时,不应继续刮宫,以防出血及癌扩散;若肉眼观察未见明显癌组织时,应尽量全面彻底刮宫,以防漏诊及术后因宫腔组织残留而出血不止。

（4）应注意避免术者在操作时不彻底,反复刮宫而伤及子宫内膜基底层,甚至刮出肌纤维组织,造成子宫内膜炎或宫腔粘连,导致闭经的情况。

五、子宫内膜吸取活检

在子宫内膜病变治疗随访的过程中,为了解内膜情况有时无须行全面的诊刮,仅需少量内膜了解治疗效果。以及在不孕症患者中为了解排卵后内膜状况,又不致影响胚胎着床时,采取内膜吸取活检就非常有必要。

（一）适应证

（1）异常子宫出血或某些宫颈细胞学异常结果的妇女需评估有无内膜肿瘤。

（2）高危妇女或有内膜肿瘤病史的妇女行子宫内膜癌筛查。

（3）接受子宫内膜癌保留生育功能治疗的妇女定期进行内膜取样。

（4）Lynch 综合征（遗传性非息肉性结肠癌）妇女需要检测内膜癌。

（5）不孕症者的评估手段。

（二）禁忌证

（1）绝对禁忌证是宫内妊娠,胎儿存活且需要继续妊娠。

（2）出血倾向是相对禁忌证,若必须行内膜活检者必须咨询血液科专家,积极纠正凝血的状态下方可进行。

（3）急性阴道、宫颈和盆腔感染时,可能的话可在感染控制后进行活检。

（4）罕见情况下需对宫颈癌患者行内膜取样,宫颈阻塞性疾病可能是一部分患者的相对禁忌证,会增加出血和子宫穿孔的风险。

（三）方法

（1）排尿后取膀胱截石位,外阴、阴道常规消毒铺巾。

（2）做双合诊,了解子宫大小、位置及宫旁组织情况。

（3）用阴道窥器暴露宫颈,再次消毒宫颈与宫颈管。

（4）许多妇女可无需钳夹宫颈,直接将取样器插入宫颈,若子宫不是中位时则需钳夹宫颈,拉直子宫位置再放入取样器,以防子宫穿孔。取样器经宫颈缓慢放置宫底,遇阻力需停止。许多取样器有刻度,根据宫腔深度放置。

（5）一只手固定取样器，另一只手尽量外抽内芯以产生吸引力，当整根取样器充满样本时取出取样器。取出组织放入 10%甲醛溶液或 95%乙醇溶液中送病理检查。

（四）注意事项

（1）取样器若需重复使用，留取样本时不能喷及甲醛溶液。

（2）最常见的不良反应是子宫痉挛，与取样的吸取力量相关，需视患者反应施压。

（3）血管迷走反射不常见，可让患者术前适量饮水或局部使用镇痛或麻药以减少此类反应。

（4）应注意预防大量出血（尤其是未诊断出的凝血功能异常者），子宫穿孔（风险为 0.1%～0.3%），盆腔感染，菌血症。

第三节　女性生殖器官影像检查

一、超声检查

超声检查以其安全、实时、方便、诊断准确、可重复性高而广泛应用于妇产科领域。其他检查手段如 X 线、电子计算机断层成像（CT）、磁共振成像（MRI）、正电子发射体层显像（PET）及放射免疫定位也是妇产科领域的重要影像学检查方法，在诸多妇产科疾病的影像诊断中发挥重要作用。分子影像学也日益成为研究热点，使影像诊断从形态学诊断为主逐步发展为形态学成像和功能成像并重，进一步发挥影像学在临床诊断中的重要作用。

影像检查技术在女性盆腔疾病尤其在肿瘤检测中发挥着重要作用，包括病灶的检出、鉴别诊断及肿瘤分期等。超声为女性盆腔疾病检查的首选和常规方法，简易方便、敏感性高，能够较清楚地显示子宫、卵巢的生理解剖结构，判断病灶囊性、实质性及囊内分隔等，但在显示小的淋巴结、细小钙化等方面具有一定的缺陷。CT、MRI 在妇产科的深入研究和广泛应用可以发挥与超声的优势互补作用，为正确制定临床诊疗计划提供科学、可靠的依据。

我国出生缺陷的发生率约为 5.6%，每年出生缺陷新增病例约为 90 万例，其中出生时明显可见缺陷的约 25 万例，出生缺陷是导致流产、早产、死胎、围生儿死亡、婴幼儿死亡、先天残疾的主要原因。产前诊断的手段很多,包括羊水穿刺、绒毛活检、无创 DNA 检测、胎儿镜检查、超声及磁共振成像检查。其中超声检查是检查胎儿结构畸形的主要手段。

随着超声诊断仪器及超声技术、计算机技术的发展,超声由最早的 A 超、B 超、M 超、彩色多普勒超声,发展到三维、四维超声,超声检查及超声引导下介入治疗越来越广泛地应用于妇科及产科的各个领域。

(一)妇科超声的应用

妇科超声检查,已婚妇女首选经阴道超声,因为阴道探头与子宫卵巢等盆腔脏器很靠近,高频超声显示图像更加清晰;若盆腔肿块较大,或观察目标超出真骨盆,则需要配合经腹壁超声;未婚妇女多采用经腹壁或经直肠途径,经腹壁超声需要适度充盈膀胱,经直肠超声前盆腔内结构的显示相对不清晰。超声检查女性内生殖器主要是针对子宫及卵巢。正常输卵管由于其细小弯曲、位置不固定、行走方向不一、回声与周围的肠曲相似等因素,声像图上不易观察。

1.正常子宫及卵巢

(1)子宫:纵切面时子宫体呈倒置的梨形,子宫颈呈圆柱体。根据宫腔线与颈管线所成夹角的不同,将子宫分为如下类型:①前位子宫,宫腔线与颈管线的夹角<180°;②中位子宫,宫腔线与颈管线的夹角约等于 180°;③后位子宫,宫腔线与颈管线的夹角>180°。

子宫的大小与人种、年龄、有无生育史等因素有关,正常生育年龄已育妇女子宫纵径为 57～75 mm(不包括宫颈)、横径为 45～60 mm、前后径为 30～45 mm。

正常子宫浆膜层呈光滑的高回声光带;肌层呈中低回声,内部光点均匀一致;宫腔内膜回声及厚度随月经周期的变化而变化:①卵泡早期的内膜呈线状中等回声区,厚度仅 4～5 mm;②卵泡晚期时前后壁的内膜呈两条弱回声带、一条宫腔线及内膜与前后壁肌层的两条交界线呈高回声线,故总体呈"三线两区"征,厚度 7～11 mm;③排卵期的三线二区更加清晰,平均厚度约为 12.4 mm;④黄体早期的内膜光点增加、回声增高,三线变模糊,中线尚清晰,厚度 11～13 mm,无明显增加;⑤黄体晚期时内膜呈梭状高回声区,"三线"消失,厚度无增加或略变薄。

子宫颈的回声较宫体略强,颈管回声呈条状高回声或高回声带,宫颈长度为 25～30 mm。

横切面时子宫形态随切面水平的不同而不同,在宫底部时近似倒三角形,宫体及宫颈部位均呈扁椭圆形。

子宫动脉是髂内动脉的分支,子宫动脉的主干位于子宫峡部双侧,宫体及宫颈交界处,向上追踪可探及其上行支。子宫动脉彩色血流成像一般可于上述部位探及短分支状结构,局部彩色呈网状或团状。宫体肌层内的弓状动脉呈星点状彩色血流,随月经周期的不同阶段而有所变化。一般正常子宫内膜层无明显彩色血流显示,宫颈也无明显彩色血流显示。未妊娠子宫动脉的多普勒频谱表现为高阻力血流,而卵泡期子宫动脉的阻力又略高于黄体期。

(2)卵巢:卵巢位于子宫双侧的盆腔内,呈椭圆形,大小约40 mm×30 mm×20 mm。表面包膜回声较高;包膜下的皮质层内有大小不等的卵泡,回声不均;中央的髓质回声偏低。卵巢内的卵泡只有处于生长阶段才能被观察到,呈无回声结构。

经阴道超声时,卵泡≥2 mm时就能被超声观察到。平均直径≥10 mm的卵泡称主卵泡或优势卵泡,一般每个自然月经周期仅一个主卵泡最终发育成熟,其余卵泡相继闭锁。大于18 mm为成熟卵泡,平均径线为21 mm左右,可突出于卵巢表面。

排卵后的卵泡部位形成黄体,表现为一个塌陷的低回声边界不清的结构。晚期黄体呈中等偏强回声,但有时也呈弱回声结构。

卵巢动脉的主干不易被超声观察到,但卵巢内部位于髓质内的血流不仅能被超声显示,还能测量其阻力。血流正常值参数与子宫动脉相似,也受各种因素的影响。

2.常见妇科疾病的超声诊断

(1)子宫肌瘤:子宫肌瘤是妇科最常见的良性肿瘤。声像图上,较大或数目较多的肌瘤可造成子宫增大、形态呈球形或不规则形。根据子宫肌瘤与子宫肌壁的关系分为肌壁间肌瘤、浆膜下肌瘤、黏膜下肌瘤。肌壁间肌瘤在子宫肌层内见大小不一的回声减弱区,一般为圆形或椭圆形;浆膜下肌瘤表现为子宫表面突起,蒂细的浆膜下肌瘤见子宫旁实质性肿块,可能误认为附件包块;黏膜下肌瘤表现为宫腔内占位,导致宫腔线变形或移位。未变性的肌瘤内部回声相对较为均匀,多数边界清晰;变性的子宫肌瘤有时表现为内部回声紊乱;囊性变时呈无回声区;红色变性时呈肌瘤内部回声增加,出现点状高回声区域;钙化时则见弧形强回声带伴后方声影。彩色声像图上肌瘤周围有环状或半环状彩色血流,而内部血管分布呈稀星点状。一旦肌瘤发生囊性变、钙化等退行性变时,瘤体血流信号明显减少。肉瘤变性时,肿瘤内部血管扩张,血流阻力降低。

　　肌壁间肌瘤要注意与子宫腺肌病鉴别,后者多位于子宫后壁肌层内,且病灶与正常子宫肌层无明显分界。蒂细的浆膜下肌瘤有时与卵巢肿瘤难以鉴别,需仔细寻找并识别正常卵巢。黏膜下肌瘤易与子宫内膜癌或其他宫腔病变如内膜息肉、内膜增生过长等混淆,内膜息肉回声较肌瘤强,有时内部见多个小囊性结构;增生过长主要表现为内膜增厚;而内膜癌形态不规则,边界不清,回声紊乱,且内部见低阻力彩色血流。然而宫腔内的病变有时鉴别非常困难,需要依靠诊刮、宫腔镜等其他检查手段。

　　(2)子宫腺肌病:子宫腺肌病的子宫呈球形增大,但一般不超过孕 3 个月大小。根据病灶的分布,分为弥漫型和局限型。弥漫型子宫肌层回声增高,呈不均匀粗颗粒状。局限型子宫不规则增大,局部肌层明显增厚,以子宫后壁为多见,回声不均,与子宫肌层间无明显分界,宫腔线偏移。肌层内部及病灶区域血管分布较正常稀少。有一部分患者可在附件区见到卵巢内膜样囊肿。

　　同样,子宫腺肌病需与肌壁间子宫肌瘤相鉴别。肌瘤有假包膜,故边界清晰,腺肌病患者痛经症状比较明显。

　　(3)妊娠滋养细胞疾病为一组来源于胎盘滋养细胞的疾病,包括葡萄胎、侵蚀性葡萄胎、绒癌以及胎盘部位滋养细胞肿瘤。

　　葡萄胎的声像图上表现为子宫大于停经时间,完全性葡萄胎时子宫腔内无胎儿、胎盘、羊水及脐带结构,宫腔内充满大小不等、形态不规则的无回声区。部分性葡萄胎宫腔内除了有多个大小不等的无回声区外,往往有胎儿及妊娠附属物的存在。部分性葡萄胎胎儿常为三倍体。

　　侵蚀性葡萄胎和绒癌的声像图表现基本相同,即子宫饱满或增大,宫腔内有病灶时,表现为宫腔内有回声紊乱区。由于病灶向子宫肌层内侵蚀,病灶部位回声改变,多为回声不均,有时成蜂窝状,呈多房性囊性结构,囊腔大小不等、形态不规则;彩色多普勒超声往往在病灶内或周围见血管扩张,局部成网状或蜂窝状,以静脉为主,常合并动静脉瘘。

　　侵蚀性葡萄胎和绒癌之间的声像图鉴别较为困难,需依靠病理学检查。葡萄胎伴宫腔出血和积血时,也表现为宫腔回声紊乱,似累及肌层,但出血积和血部位无明显彩色血流,明确诊断还是要靠病理。继发于葡萄胎流产 6 个月以内侵蚀性葡萄胎比较多见,继发于葡萄胎后 6 个月以上或足月妊娠后、流产后多为绒癌。

　　胎盘部位滋养细胞肿瘤超声声像图特征与侵蚀性葡萄胎和绒癌相似,表现为子宫不规则增大,宫腔内及肌层内有回声紊乱区,局部呈多个无回声区。彩色多普勒超声显示病灶部位血管扩张明显,血流阻力低。

(4)子宫内膜癌:早期内膜癌声像图上无典型表现,可能仅为内膜不均匀增厚,子宫正常大小,子宫肌层回声均匀。随着宫腔内癌组织的增大,往往造成子宫增大,宫腔内见局灶型或弥漫型不规则回声紊乱区。浸润子宫肌层时肿块与肌层分界不清,局部肌层回声不均,癌灶部位回声较正常肌层低。当癌灶浸润子宫肌层时,彩色多普勒显示交界处多条扩张的血管,呈低阻力型;病灶部位血管扩张,分布紊乱,阻力较低。癌组织坏死可引起宫腔积血,继发感染时宫腔积液,声像图上见低、中、高回声紊乱区。绝经后妇女有不规则阴道出血并且子宫内膜厚度>5 mm时,筛查子宫内膜癌的敏感性及特异性较高。

内膜癌需与内膜息肉、黏膜下肌瘤等宫腔占位性病变鉴别,也应与内膜增生过长鉴别。内膜息肉和黏膜下肌瘤相对边界较清,无肌层浸润,彩色多普勒超声显示内膜癌血流丰富。然而确诊仍需要宫腔镜检查及病理检查,尤其是与子宫内膜增生过长的鉴别。

(5)卵巢肿瘤:是常见的妇科肿瘤之一,其种类繁多,分类复杂,根据肿瘤超声物理性质的表现,可分为囊性、混合性(囊实性)及实质性肿瘤3类。有些卵巢肿瘤具有特征性声像图改变,超声也能做出一定的判断。

囊性肿瘤:这类肿瘤在声像图上表现为边界清晰的无回声区,大小不一,大者有时可达20 cm,也有些肿瘤内部存在分隔样光带或细小光点。这些肿瘤多为良性,如浆液性囊腺瘤、黏液性囊腺瘤等。非赘生性卵巢囊肿也常表现为类似声像图,如卵泡囊肿、黄体囊肿等,建议在月经周期中的卵泡早期做腔内超声检查进行卵巢囊肿的鉴别诊断。

混合性肿瘤:肿瘤内有囊性成分,也有实质性成分,比例不一,根据所占比例不同可分为囊性为主肿块及实质性为主肿块。实质部分回声强弱不一,有些强回声的后方伴声影,如卵巢囊性成熟性畸胎瘤;有些表现为肿瘤内壁的乳头状突起。良性卵巢肿瘤实质部分边界清晰、形态规则、内部回声均匀,血管分布稀少;恶性卵巢肿瘤实质部分形态不规则,边界不清,血管扩张明显,血流阻力降低,囊性部分形态不规则,囊壁厚薄不均。相当一部分恶性卵巢肿瘤呈混合性包块。

实质性肿瘤:呈中低、中等或中强回声,形态可以不规则,内部回声均匀或不均。结构非常致密的肿瘤后方出现声衰减,如卵巢纤维瘤。若肿瘤伴坏死出血,内部可见小而不规则的低回声区。

卵巢恶性肿瘤除了肿瘤生长快,内部血供丰富等,晚期还会出现腹水。根据卵巢肿瘤的表现,超声鉴别良性、恶性肿瘤的要点见表1-1。

表 1-1　卵巢良、恶性肿瘤的超声声像图鉴别要点

项目	良性肿瘤	恶性肿瘤
物理性质	大多为囊性	一般为混合性或实质性
肿瘤壁	规则、光滑、整齐、壁薄、清晰	不规则、不光滑、壁厚薄不均、不清晰、高低不平
内部回声	多为无回声，内部光点均匀一致，中隔薄而均匀、内壁光滑或有规则乳头	多为中等或中低回声区、内部光点不均匀、不一致、中隔厚薄不均、内壁不平、有不规则乳头
腹水	一般无(纤维瘤除外)	常合并腹水
生长速度	缓慢	迅速
血管分布	无、稀少或星点状	短条状、繁星状或网状

国际卵巢肿瘤分析(International Ovarian Tumor Analysis, IOTA)简单法则描述恶性卵巢肿瘤的超声特征：①不规则实质性肿瘤；②腹水；③至少 4 个乳头样结构；④不规则多结节实质性肿瘤，最大直径>100 mm；⑤血供丰富。

良性卵巢肿瘤的超声特征：①单房；②出现实质性成分，最大直径<7 mm；③伴声影；④多房性肿瘤表面光滑，最大直径<100 mm；⑤无血流。

具有至少一个恶性肿瘤的特征并且无良性卵巢肿瘤的特征可诊断为恶性卵巢肿瘤；反之亦然。诊断卵巢肿瘤的敏感性可达70%～80%。IOTA 简单法则鉴别卵巢良性、恶性肿瘤。①卵巢良性肿瘤：绝经前妇女卵巢单房性肿瘤，磨玻璃样回声(考虑内膜样囊肿)；绝经前妇女单房性混合性回声，后方伴声影(考虑良性囊性畸胎瘤)；单房性肿瘤，囊壁均匀规则。②出现以下情况考虑有恶性卵巢肿瘤的可能：绝经后妇女卵巢肿瘤合并腹水，肿块内出现至少中等程度的彩色多普勒血流；年龄>50 岁，CA125>100 U/mL。

IOTA 预测模型(logistic regression model, LR)指标 1(LR1)：①卵巢癌既往史；②目前激素治疗；③年龄；④肿块最大径线；⑤检查时疼痛；⑥腹水；⑦乳头内血流；⑧实质性肿瘤；⑨实质性成分最大径线；⑩囊壁不规则；⑪声影；⑫血流指标。

LR2 的 6 项指标：①年龄；②腹水；③实质性突起内血流；④实质性部分最大径线；⑤囊壁不规则；⑥声影。多研究发现，采用临界值为 10% 的估计卵巢恶性风险指数(risk of malignancy index, RMI)，LR1 的敏感性及特异性分别为 92% 及 87%，接受者操作特性曲线下面积为 0.96；LR2 的敏感性及特异性分别为 92% 及 86%，接受者操作特性曲线下面积为 0.95。

(6)输卵管异常：正常输卵管在声像图上不易显示，一旦输卵管炎症或肿瘤

形成包块,就可能被超声探及。

在子宫一侧附件部位卵巢旁,见低回声或中等回声结构,呈扭曲条索状,边界往往不清,有时与卵巢粘连。输卵管积水表现为不规则囊性包块,内见不全分隔。输卵管炎症或肿瘤的超声诊断要结合病史,实际工作中,与卵巢肿瘤的鉴别也较为困难。

3.妇科超声特殊检查

(1)三维超声成像技术:近年来实时三维超声技术在临床上的应用也越来越广泛。与二维超声相比,三维超声技术的特点如下。①表面成像:观察脏器表面或剖面的立体图像;②透明成像:显示脏器或肿块内部的立体结构;③切面重建:常规二维超声难以获得 Z 平面,通过三维,能重建 Z 平面;④体积测量;⑤实时四维:即动态下观察三维立体结构;⑥多幅断层成像:同时显示多幅平行的切面图;⑦血管能量多普勒三维:立体显示脏器内错综复杂的血管结构,并测量血管所占体积;⑧心脏立体时空成像。但三维超声是在二维超声的基础上建立,操作者必须有扎实的二维超声技术,才能合理地应用三维超声,发挥其优点。

妇科三维超声的适应证:子宫、卵巢或肿块表面形态的显示;利用容积超声的冠状平面评估子宫及宫腔形态并进行定量指标的测量;子宫、内膜、卵巢、卵泡、肿块等的体积测量;Z 平面观察子宫或肿块内部结构;三维能量多普勒超声了解肿瘤内血管的分布及血管定量分析。

(2)超声引导下穿刺:指在超声的监视引导下,将穿刺针或导管等器械置入特定部位进行抽吸取材或引流、注液等治疗。妇科介入性超声一般有两条途径,经腹壁或经阴道,可使用安装有穿刺针支架的探头或直接使用普通超声探头在穿刺针的一侧监视引导整个操作过程。

适应证:盆腔囊性肿块的定性诊断,尤其是非肿瘤性囊肿,如内膜样囊肿、卵泡囊肿、包裹性积液、脓肿等;暂无手术指征的盆腔实质性或混合性肿块,获取肿块内细胞进行诊断;恶性肿瘤化疗前的组织学诊断。有时介入性超声诊断的同时还能进行治疗,如内膜样囊肿抽吸尽囊液后注入无水乙醇、脓肿或包裹性积液腔内注射抗生素,恶性肿瘤瘤体内注射化疗药物,卵泡穿刺获取卵细胞用于人工助孕等。

超声引导下穿刺是否成功,与肿块的位置、深度、囊腔大小与个数、囊液性质等因素密切相关,故术前必须对手术的路径、成功的可能性等做出充分估计,做好相应准备。

(3)超声造影术:又称对比声学造影。其原理是在被检查者体内注入微气泡超声造影剂,低机械指数超声的扫查,显示出特殊的影像,包括毛细血管水平的血流灌注,较常规彩超更能反映血供的真实情况;主要用于难以诊断的附件肿块、子宫肌瘤非手术治疗后评估以及评估宫腔形态及输卵管通畅性。

所用仪器需配备实时造影匹配成像技术及探头,造影剂按说明书的要求配制。给药途径有两种:①经周围静脉注射,常采用肘前静脉或腕部浅静脉;②经引流管。确定观察目标后,进入造影成像模式,注射造影剂开始计时,当造影剂气泡达到目标区域后,扇形扫查整个病灶,观察造影剂灌注情况,并储存超声造影2分钟之内的情况。观察指标:病灶增强时间、增强水平及增强形态。对于造影时无血流灌注的附件肿块,绝大多数是良性病变。对于附件区囊实性肿块,若实性部分造影剂灌注增强,提示为活性组织。附件区恶性病变表现为增强时间早、消退快;增强水平稍高或等增强,增强形态不均匀。良性病变表现为增强时间晚于子宫肌层,增强形态均匀,呈等增强或低增强。超声造影能否增加卵巢良性、恶性肿瘤鉴别诊断的敏感性有待于进一步的研究。

经子宫输卵管超声造影:月经干净后3～7天进行检查,造影前3天禁止性生活。根据临床需要及机器配置选择二维或三维输卵管造影。观察内容为宫腔充盈、输卵管内造影剂流动连续性及分布、输卵管走形及形态、盆腔内造影剂分布、造影剂反流情况等,目的在于了解有无宫腔内占位性病变、宫腔粘连、宫腔畸形、了解输卵管是否通畅等。

(二)产科超声的应用

出生缺陷有结构异常、染色体异常和功能异常等,产前筛查及诊断的方法很多,包括孕妇血清学检查、无创 DNA 检测、羊水穿刺、绒毛活检、脐血穿刺、胎儿镜检查、影像学检查等。影像学检查方法包括超声及磁共振成像检查,与 MRI 相比,超声检查操作简便、价格低廉,可应用于妊娠期的各个阶段,是产前筛查胎儿结构畸形的主要手段,但必须是胎儿结构畸形明显到用超声检查能够分辨。由于90%的胎儿畸形孕妇无任何高危因素,因此超声检查的对象是非选择性孕妇人群。产前超声胎儿畸形的检出率受到很多因素的影响,不同地区诊断率差别较大。主要影响因素:检查孕周、畸形种类、胎儿体位、孕妇腹壁条件、羊水量、检查所花的时间、超声医师的专业水平、超声仪器的质量等。正常妊娠期间需要做大约5次超声检查。

1.早孕期

明确是否是宫内妊娠,单胎还是多胎;根据早孕期的超声测量指标确定孕周;如果是双胎妊娠,明确双胎的绒毛膜性。

2.妊娠 $11\sim13^{+6}$ 周

妊娠 $11\sim13^{+6}$ 周胎儿颈项透明层测量及早孕期胎儿结构畸形的筛查。

3.中孕期

妊娠 $14\sim27^{+6}$ 周为中孕期。中孕期最重要的一项超声检查是胎儿大畸形筛查,除此之外还有宫颈功能不全的诊断、初步筛查前置胎盘等。

4.妊娠 30～32 周

超声检查评价胎儿的生长发育与孕周是否符合,并了解有无迟发性畸形。

5.妊娠 37～40 周

超声检查评价胎儿体位及胎儿生长径线与孕周是否相符,胎盘及羊水情况,彩色多普勒超声了解胎儿有无宫内缺氧,决定分娩时间及方式;了解有无迟发性胎儿畸形。

6.胎盘位置的判断

妊娠 12 周后,胎盘轮廓清楚,显示为一轮廓清晰的半月形弥漫回声区,通常位于子宫的前壁、后壁和侧壁。胎盘位置的判定对临床有指导意义,行羊膜穿刺术时可避免损伤胎盘和脐带等。随着孕周增长,胎盘逐渐发育成熟。根据胎盘的绒毛板、胎盘实质和胎盘基底层 3 部分结构变化进一步将胎盘成熟过程进行分级:0 级为未成熟,多见于中孕期;Ⅰ级为开始趋向成熟,多见于孕 29～36 周;Ⅱ级为成熟期,多见于 36 周以后;Ⅲ级为胎盘已成熟并趋向老化,多见于 38 周以后,也有少数Ⅲ级胎盘出现在 36 周前。反之,也有Ⅰ级胎盘出现在 36 周者。因此,从胎盘分级判断胎儿成熟度时,还需结合其他参数及临床资料,做出综合分析。目前国内常用的胎盘钙化分度如下。Ⅰ度,胎盘切面见强光点;Ⅱ度,胎盘切面见强光带;Ⅲ度,胎盘切面见强光圈(或光环)。

二、X 线检查

(一)X 线平片的应用

骨盆平片主要用于骨盆测量,了解骨盆的形状、大小、有无骨折、畸形及骨质病变,观察盆腔内钙化灶(如子宫肌瘤钙化灶)、宫内节育器、畸胎瘤内骨片大小等。过去临床也使用平片诊断垂体瘤、转移癌或输卵管通气术后的膈下游离气体,但由于其他影像学检查手段的迅速发展,现在已较少应用。

(二)造影的应用

临床上使用最广泛的是子宫输卵管造影术,即将造影剂注入宫腔、输卵管从而显示宫颈管、宫腔和输卵管内的情况。常用于不孕症患者的检查,主要用于了解子宫形态、输卵管是否通畅等。女性盆腔充气造影术即通过人工气腹使盆腔器官周围充气形成对比再进行 X 线检查,可使盆腔器官显影更加清晰,用于检查可疑内生殖器发育不全、先天畸形,了解输卵管、子宫、卵巢肿瘤情况,必要时与宫腔碘油造影同时进行。除此之外,还可行下消化道和泌尿道造影,用于了解肿瘤是否侵入消化道或泌尿系统。血管内造影技术可了解盆腔内肿瘤的血供,也可经导管行介入治疗。但是造影技术并发症较多,观察间接,在患者有炎症、造影剂过敏、出凝血功能障碍、子宫出血等情况时不能使用。

三、计算机体层扫描检查

计算机体层扫描(computed tomography,CT)除可显示组织器官的形态外,还可高分辨的显示组织密度以及 X 线不能显示的器官、组织的病变,尤其在脑、肺、肝、胆、胰、肾、腹腔和腹腔外隙的包块诊断上已展示其优越性,尤其随着计算机科学、影像设备的快速发展和整合,扫描一个脏器所需时间由原来的几分钟提高到现在的几秒甚至毫秒级,并可以实现多种重建图像、各向同性,清晰度极高。

在妇产科领域,CT 主要用于卵巢良性、恶性肿瘤的鉴别诊断和宫颈癌等的临床分期。良性肿瘤轮廓光滑,多呈圆形或椭圆性;而恶性肿瘤轮廓不规则呈分叶状,内部结构不均一,多呈囊实性,密度以实性为主,可有不定性钙化,强化效应明显不均一或间隔结节状强化,多累及盆腔、腹腔,腹水常见。

在非对比增强 CT 上,所有盆腔组织均表现为等密度影,如果不借助对比剂,所有器官都很难区分。因此,对于评价子宫及卵巢病变,必须静脉注入造影剂进行对比增强检查。在对比增强 CT 上,子宫及阴道常表现为早期、均质强化,而子宫颈则表现为延迟强化。但宫颈周围多伴有增多的静脉丛,因此很难在 CT 上清晰显示。在妇科生殖道畸形及妇科疾病的评估方面,绝大部分已被 MRI 所取代。但对于急腹症的患者,如果超声很难明确病因,CT 仍具有一定的检查价值。

CT 检查的缺点在于具有射线辐射,对于孕妇及碘离子造影剂过敏者是禁忌证。此外,微小的卵巢实性病变难以检出,腹膜转移癌灶直径<0.5 cm 也容易遗漏,交界性肿瘤难以判断,且易将卵巢癌与盆腔结核混淆。

四、磁共振成像检查

磁共振成像(magnetic resonance imaging,MRI)具有软组织分辨率高及多平面成像优势,最适合评价女性盆腔解剖结构、生殖道器官发育异常及病理结构。对子宫腺肌病、盆腔深部内膜异位灶、子宫动脉栓塞术前评价子宫肌瘤，以及复杂盆腔肿块的定性，MRI 都具有 CT 所无法比拟的优势。

MRI 检查是利用氢原子核在磁场内共振所产生的信号经重建后获得图像的一种影像技术。高分辨率和高场强 MRI 在诊断女性盆腔疾病方面的优势较为明显，其优点：①有多个成像参数，能提供丰富的诊断信息；②无电离辐射，安全可靠；③具有比 CT 更高的软组织分辨力；④扫描方向多，能直接行轴位、矢状位、冠状位切面及任意方向的斜切面；⑤无须造影剂可直接显示心脏和血管结构；⑥无骨性伪影；⑦可进行功能成像，进行分子影像学方面研究。

其不足：①扫描时间相对较长；②对钙化的检出远不如 CT；③检查费用略高。

由于 MRI 是在较强磁场下进行的检查，要明确其禁忌证：①体内有心脏起搏器者严禁行 MRI 检查；②体内有金属异物、弹片、金属假体，动脉瘤用银夹结扎术者不宜行 MRI 扫描；③患者危重，需要生命监护仪维护系统者，呼吸机、心电图仪均不便携带入检查室；④相对禁忌证包括无法控制或不自主运动者、不合作患者、怀孕妇女、幽闭恐惧症者、高热或散热障碍者。

MRI 图像和 CT 图像不同，它反映的是不同弛豫时间 T_1 和 T_2 的长短及 MRI 信号的强弱。MRI 能清晰地显示肿瘤信号与正常组织的差异，故能准确判断肿瘤大小、性质及转移情况，可直接区分流空血管和肿大淋巴结。动态增强扫描可明显增加诊断信息，在恶性肿瘤术前分期方面属最佳影像学诊断手段，对宫颈癌的分期精确率可达 95%。对于子宫腺肌病、盆腔淤血综合征、切口瘢痕妊娠等疾病的诊断也有较出色表现。

动态多期增强 CT 常用于评价子宫内膜癌分期以及卵巢癌于腹膜及浆膜小的种植灶。磁共振扩散加权成像正逐渐应用到临床，主要包括三个方面：①有利于判定子宫内膜癌的肌层浸润深度；②有利于判定肿瘤的腹腔种植及转移灶；③利用磁共振扩散加权成像的定量指标（表观弥散系数值），对妇科肿瘤良性、恶性鉴别具有一定价值。

五、正电子发射体层显像

正电子发射体层显像（PET）是一种通过示踪原理，以解剖结构方式显示体内生化和代谢信息的影像技术。目前在 PET 显像中应用最普遍的示踪剂是 ^{18}F 标记的脱氧葡萄糖（^{18}F-FDG），它在细胞内的浓聚程度与细胞内葡萄糖的代谢水平高低呈正相关，显像的原理是肿瘤细胞内糖酵解代谢率明显高于正常组织。^{18}F-FDG 可以进行人体内几乎所有类型肿瘤的代谢显像,是一种广谱肿瘤示踪剂。

目前 PET 在妇科肿瘤诊断和临床分期及预后评估中应用较广泛,主要应用于卵巢癌、宫颈癌、内膜癌等的研究。大样本卵巢癌临床 PET 研究报道,PET 在诊断原发和复发转移性卵巢癌时,灵敏度和特异性显著高于 CT 和 MRI,尤其通过 PET 的检查可以更好地进行肿瘤分期,利于临床采取最佳治疗方案。假阳性结果见于良性浆液性囊腺瘤、子宫内膜异位症、子宫肌瘤、内膜炎及育龄妇女卵巢月经末期的高浓聚,假阴性结果主要见于微小潜在病灶的诊断。因此,目前认为 PET 可用于进行原发或复发性卵巢癌、宫颈癌、内膜癌的分期等。

正电子发射体层显像计算机体层扫描(PET-CT)是一种功能性成像技术,能够提供疾病相关的分子和代谢变化的图像信息,其将 PET 和 CT 图像进行融合,进而获得在显示精细解剖结构的同时显示病变的代谢变化。PET-CT 常用于肿瘤成像,用于恶性病变范围的确定、检测残留和复发病灶以及监测和指导治疗。对于恶性肿瘤远处淋巴结转移的判定,FDG-PET 或者 PET-CT 的敏感性为 73.2%,特异性为 96.7%,高于 CT(42.6%,95%)和 MRI(54.7%,88.3%)。PET-CT 能够检测到形态学上正常的转移淋巴结的高代谢活动。PET-CT 的局限性在于对小病灶(5～7 mm)的评价以及腹膜弥漫性受累的病例,有较高的假阴性。PET-CT 有助于提高对恶性肿瘤(尤其卵巢癌)临床分期进行辨别的准确性。

PET-MR 是最近逐渐应用于临床的最新多模态成像方法。同 PET-CT 类似,将 PET 与 MR 相结合,将功能性成像同具有高软组织分辨率的 MR 图像相结合。PET-MR 在妇科肿瘤的应用也见诸报道,尤其利用 PET-MR 的标准摄取值同宫颈癌的病理分级具有很好的相关性。此外,对于妇科恶性肿瘤远处转移灶、区域淋巴结的显示,以及病灶边界判定方面,PET-MR 要优于PET-CT。

相信随着新的肿瘤特异性核素药物的开发和应用,标记方法的进步以及多种显像剂的组合运用,PET-CT、PET-MRI 图像融合在肿瘤早期发现、疗效评估和预后监测等方面将会有更广阔的应用前景,将会使更多肿瘤患者受益。

第四节　女性内分泌激素测定

一、内分泌激素测定的应用

女性生殖内分泌激素主要由下丘脑、垂体、卵巢分泌,在下丘脑-垂体-卵巢轴的调节下发挥正常生理功能。内分泌激素的测定对一些疾病的诊断、治疗、预后评估等具有重要意义。

二、常用激素的测定

(一)下丘脑促性腺激素释放激素

下丘脑通过分泌下丘脑促性腺激素释放激素(gonadotropin-releasing hormone,GnRH)来调节垂体黄体生成素(luteinizing hormone,LH)和卵泡刺激素(follicle-stimulating hormone,FSH)的释放,并接受 LH、FSH 以及卵巢性激素的反馈调节。通过观察注射外源性 GnRH 和性激素类似物后的反应,可以用于了解下丘脑和垂体的功能以及其病理生理状态,辅助诊断多囊卵巢综合征。

(二)垂体促性腺激素

卵泡刺激素和黄体生成素是腺垂体分泌的促性腺激素,受下丘脑 GnRH 和性激素的调节,随着月经周期而出现周期性变化。FSH 作用于颗粒细胞受体,生理功能是促进卵泡成熟和雌激素分泌,和 LH 共同作用促进女性排卵、黄体生成以及雌、孕激素的合成。通过对月经不同时期的激素水平测定,可以用于了解排卵情况、协助闭经原因的判断、鉴别性早熟类型和辅助诊断多囊卵巢综合征。

(三)垂体催乳素

垂体催乳素(prolactin,PRL)是由腺垂体催乳素细胞分泌的单链多肽,受下丘脑催乳素抑制激素(主要是多巴胺)和催乳素激素释放激素的双重调节。PRL主要功能是促进乳房发育和泌乳,同时还参与生殖功能的调节。PRL 测定水平并不一定与生物学作用平行,并且特异性差,诊断时需联合其他激素。PRL 水平异常多见于下丘脑-垂体病变,PRL 水平升高多见于不孕、闭经、月经失调、垂体催乳激素瘤、性早熟和原发性甲状腺功能低下;PRL 水平降低多见于垂体功能减退、单纯性催乳素分泌缺乏症。

(四)雌激素

雌激素主要由卵巢和胎盘产生,在月经周期中呈周期性变化。雌激素可分为雌酮(E_1)、雌二醇(E_2)和雌三醇(E_3),其中雌二醇活性最强。雌激素的主要功能在于促进女性的第二性征发育和维持生殖功能。雌激素水平的测量可用于了解卵巢功能,监测卵泡发育,诊断性早熟、妊娠状态和胎儿胎盘功能。

(五)孕激素

孕激素在月经期主要由卵巢黄体产生,妊娠中晚期则由胎盘产生。孕激素在月经周期中呈周期性变化,主要功能是进一步使子宫内膜增厚,降低母体免疫排斥反应和防止子宫收缩以利于受精卵着床,同时还可以促进乳腺腺泡导管发育。血清孕激素的检测可用于卵巢功能的检查,监测排卵,了解妊娠状态,作为闭经、功能失调性子宫出血和多囊卵巢综合征的辅助诊断。

(六)雄激素

女性血浆睾酮主要由卵巢和肾上腺皮质分泌。睾酮水平的测定主要用于两性畸形的鉴别,肾上腺皮质增生和肿瘤的辅助诊断,多囊卵巢综合征的诊断和疗效评估。

(七)人绒毛膜促性腺激素

人绒毛膜促性腺激素(human chorionic gonadotropin,HCG)主要由妊娠时的胎盘滋养细胞产生,主要作用是延长孕妇的黄体期,确保妊娠早期孕激素的水平,还可以抑制淋巴细胞对植物凝集素的反应,防止胚胎着床时发生排斥反应。生殖细胞肿瘤、妊娠滋养细胞肿瘤和其他一些恶性肿瘤也可产生 HCG。血 β-HCG、尿 β-HCG 检测技术现在广泛应用于诊断妊娠状态和妊娠相关性疾病。血清 HCG 水平检测还可用于先兆流产的预后评估,异位妊娠的诊断及异位妊娠破裂出血可能性的估计,妊娠滋养细胞肿瘤的诊断及病情监测,以及其他肿瘤的辅助诊断及病情监测。

(八)人胎盘生乳素

人胎盘生乳素(human placental lactogen,HPL)由胎盘合体滋养细胞产生,与胎儿的生长发育有关。HPL 水平与胎盘大小成正相关,可间接了解胎盘大小和功能,临床应用时还要结合其他指标综合分析,比如 HPL 和 HCG 联合监测对诊断葡萄胎有重要意义。

(九)抗米勒管激素

抗米勒管激素(anti-Müllerian hormone,AMH)也称为米勒管抑制物质,属

于转化生长因子 β 超家族,因其具有促进米勒管退化的作用而得名。AMH 由生长卵泡的颗粒细胞分泌,在绝经前一直维持在可检测的水平。AMH 起旁分泌作用,并不参与下丘脑-垂体-性腺轴反馈机制,所以育龄期女性血清 AMH 水平比 FSH、类固醇激素等评估卵巢储备能力更具有特异性和敏感性,而且几乎与月经周期无关,可作为独立指标应用于卵巢储备功能和卵巢反应性的评估,临床上用于指导选择恰当的促排卵用药方案,同时还可作为诊断多囊卵巢综合征和卵巢颗粒细胞肿瘤的重要指标。

(十)抑制素 B

抑制素 B 由颗粒细胞产生,是 TGF-β 超家族成员之一。主要的生理作用是反馈性抑制 FSH 的分泌。抑制素 B 的水平和卵巢功能密切相关,临床上可用于监测卵巢储备功能。

三、激素受体

(一)雌激素受体和孕激素受体

一般情况下,体内雌激素受体(estrogen receptor,ER)和孕激素受体(progesterone receptor,PR)含量随雌、孕激素含量的周期性变化而变化。雌激素可刺激雌、孕激素受体的合成,孕激素则抑制雌、孕激素受体的合成。

对于乳腺癌患者而言,ER 和 PR 的检测意义主要在于判断患者对激素治疗的敏感性,ER(+)或 PR(+)患者激素治疗的敏感性可达 75%～80%,而 ER(—)和 ER(+)或 PR(—)的患者对激素治疗的敏感性则要低得多。

对于子宫内膜癌患者而言,ER 和 PR 的阳性表达率与肿瘤组织学分级密切相关,肿瘤细胞分化越低,ER 和 PR 的阳性检出率就越低。同时,ER 和 PR 的阳性检出率越高,患者的 5 年生存率也越高,可以把它们作为激素疗法的参考依据及预后判断的指标之一。

(二)LH-CG 受体和 FSH 受体

卵巢中含有 LH、HCG、FSH 等多种受体,多囊卵巢综合征中主要是 FSH 受体升高,而 LH-CG 受体没有明显变化。LH-CG 受体水平与卵巢肿瘤的组织学分级和预后有关,LH-CG 受体含量越高,肿瘤的分化程度越高,1 年、3 年生存率也越高,所以测定 LH-CG 受体水平有助于评估卵巢癌的预后情况。

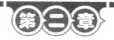

女性生殖系统炎症

第一节 外 阴 炎

外阴与阴道、尿道、肛门相毗邻,经常受到阴道分泌物、经血、尿液和粪便的刺激,若不注意局部清洁,常诱发外阴皮肤与黏膜的炎症。

一、非特异性外阴炎

由一般化脓性细菌引起的外阴炎称为非特异性外阴炎,大多为混合性细菌感染,常见病原菌有金黄色葡萄球菌、乙型溶血性链球菌、大肠埃希菌、变形杆菌、厌氧菌等。临床上可分为单纯性外阴炎、毛囊炎、外阴脓疱病、外阴疖病、蜂窝织炎及汗腺炎等。

(一)单纯性外阴炎

1.病因

当宫颈或阴道发炎时,阴道分泌物流出,刺激外阴可引起外阴炎。穿着透气性差的化纤内裤,外阴皮肤经常湿润或尿瘘、粪瘘患者外阴长期被尿液、大便浸渍均可继发感染而导致外阴炎。

2.临床表现

炎症多发生于小阴唇内外侧或大阴唇甚至整个外阴部,急性期表现为外阴发红、肿胀、灼热、疼痛,亦可发生外阴糜烂、表皮溃疡或成片湿疹样变。有时并发腹股沟淋巴结肿大、压痛。慢性患者由于长期受刺激可出现皮肤增厚、粗糙、皲裂,有时呈苔藓化或色素减退。

3.治疗

(1)去除病因:积极治疗宫颈炎、阴道炎;改穿棉质内裤;有尿瘘或粪瘘者行修补术;糖尿病尿液刺激引起的外阴炎则应治疗糖尿病。

（2）局部用药:1:5 000高锰酸钾温热水坐浴,每天2次,清洁外阴后涂1%硫酸新霉素软膏或金霉素软膏。

（3）物理疗法:红外线、微波或超短波局部治疗,均有一定的疗效。

(二)外阴毛囊炎

1.病因

外阴毛囊炎为细菌侵犯毛囊及其所属皮脂腺引起的急性化脓性感染。病原体多为金黄色葡萄球菌,其次为白色葡萄球菌。全身抵抗力下降、外阴局部不洁或肥胖使表皮摩擦受损均可诱发此病。屡发者应检查有无糖尿病。

2.临床表现

最初出现一个红、肿、痛的小结节,逐渐增大,呈锥状隆起;数天后结节中央组织坏死变软,出现黄色小脓栓;再过数天脓栓脱落,排出脓液,炎症逐渐消退,但常反复发作。

3.治疗

（1）保持外阴清洁,勤换内裤,勤洗外阴,避免进食辛辣食物或饮酒。

（2）出疹较广泛时,可口服头孢类大环内酯类抗生素。已有脓疱者,可用消毒针刺破,并局部涂上1%新霉素软膏或2%莫匹罗星软膏。

(三)外阴疖病

1.病因

由金黄色葡萄球菌或白色葡萄球菌引起。屡发者应检查有无糖尿病。

2.临床表现

开始时毛囊口周围皮肤轻度充血肿痛,逐渐形成高于周围皮肤的紫红色硬结,皮肤表面紧张,有压痛,硬结边缘不清楚,常伴腹股沟淋巴结肿大,以后疖肿中央变软,表面皮肤变薄,并有波动感,继而中央顶端出现黄白色点,不久溃破,脓液排出后,疼痛减轻,红肿消失,逐渐愈合。

3.治疗

保持外阴清洁,早期用1:5 000高锰酸钾温热水坐浴后涂敷抗生素软膏,以促使炎症消散或局限化,亦可用红外线照射以促使疖肿软化。有明显炎症或发热者应口服抗生素,有研究者主张用青霉素$(2\sim4)\times10^5$ U溶于0.5%普鲁卡因$10\sim20$ mL做封闭治疗,封闭时应在疖肿边缘外$2\sim3$ cm处注射。当疖肿变软,有波动感时,应切开引流。切口要适当大,以便脓液及坏死组织顺利排出;但切忌挤压,以免炎症扩散。

(四)外阴急性蜂窝织炎

1.病因

外阴急性蜂窝织炎为外阴皮下、筋膜下、肌间隙或深部蜂窝组织的一种急性弥漫性炎症。致病菌以溶血性链球菌为主,其次为金黄色葡萄球菌及厌氧菌。炎症由皮肤或软组织损伤引起。

2.临床表现

本病特点是病变不易局限化,迅速扩散,与正常组织无明显界限。表浅的急性蜂窝织炎局部明显红肿、剧痛,并向四周扩大,病变中心处常因缺血而坏死。深部的蜂窝织炎,局部红肿不明显,只有局部水肿和深部压痛,疼痛较轻,但病情较严重,有高热、寒战、头痛、全身乏力、白细胞计数升高,压迫局部偶有捻发音。蜂窝组织和筋膜有坏死,以后可有进行性皮肤坏死,脓液恶臭。

3.治疗

早期采用头孢类或青霉素类抗生素口服或静脉滴注。局部可采用热敷或中药外敷,若不能控制,应多处切开引流(切忌过早引流),去除坏死组织,伤口用3%过氧化氢溶液冲洗和湿敷。

(五)外阴汗腺炎

1.病因

青春期外阴部汗腺分泌旺盛,分泌物黏稠,加上继发性葡萄球菌或链球菌感染,致使腺管堵塞导致外阴汗腺炎。

2.临床表现

外阴部有多个瘙痒的皮下小结节,若不及时治疗则会形成脓疱,最后穿破。

3.治疗

保持外阴清洁,了解外阴清洁的重要性,避免穿尼龙内裤。早期治疗可用1∶5 000高锰酸钾液温热坐浴,每天2~3次。外阴清洁后保持干爽。严重时口服或肌内注射抗生素,形成脓疱时切开排脓。

二、婴幼儿外阴炎

(一)病因

由于婴幼儿卵巢功能尚未成熟,外阴发育较差,自我防御机制不健全,因而外阴易受到各种病原体感染导致婴幼儿外阴炎。常见病原体为大肠埃希菌、葡萄球菌、链球菌、淋病奈瑟菌、假丝酵母、滴虫或蛲虫等。传播方式为母亲或保育员的手、衣物、毛巾、浴盆等间接传播,也可为自身大便污染或外阴不洁等。

(二)临床表现

局部皮肤红肿、疼痛或瘙痒致使婴幼儿烦躁不安及哭闹。检查发现外阴、阴蒂部红肿,尿道口或阴道口充血、水肿或破溃,严重时可致小阴唇粘连。因阴唇粘连覆盖尿道口,尿液由粘连部上方或下方裂隙排出,婴幼儿排尿时因尿液刺激致使疼痛加重而哭闹。

(三)治疗

(1)注意卫生,不穿开裆裤,减少外阴受污染机会。婴幼儿大小便后尤其大便后应清洗外阴,避免用刺激性强的肥皂。清洁外阴后撒布婴儿浴粉或氧化锌粉,以保持外阴干燥。

(2)急性炎症时,用1:5 000高锰酸钾液坐浴,每天2～3次。坐浴后擦干外阴,可选用下列药物涂敷:①40%紫草油纱布;②炉甘石洗剂;③15%氧化锌粉;④瘙痒明显者可用10%氢化可的松软膏。

(3)阴唇粘连时,粘连处可用两大拇指将两侧阴唇向外、向下轻轻按压使粘连分离。分离后创面用40%紫草油涂敷,以免再度粘连,也可涂擦0.1%雌激素软膏。

(4)口服或静脉滴注抗生素治疗。

三、老年性外阴炎

(一)病因

绝经后,雌激素水平明显降低,外阴脂肪减少,大小阴唇变平,皮肤变薄,弹性消失,阴毛稀疏,腺体减少,容易出现老年性外阴炎。

(二)临床表现

外阴因干枯发痒而搔抓,抓破后易导致感染,轻度摩擦均会引起外阴皮肤损伤。若外阴萎缩范围至肛门周围,导致肛门括约肌张力降低而发生轻度大便失禁,可因粪便污染而致炎症。

(三)治疗

保持外阴清洁。外阴瘙痒时可用氢化可的松软膏外涂以缓解瘙痒,而且软膏的润滑作用可使皮肤不会因干燥而发生磨损。症状严重者,如无禁忌证可给予雌激素治疗,口服结合雌激素片0.625 mg,每晚1次,亦可结合雌激素阴道软膏局部涂搽。

四、慢性肥厚性外阴炎

(一)病因

慢性肥厚性外阴炎又称外阴象皮肿,病原体为丝虫。其微丝蚴寄生于外阴淋巴系统中,引起淋巴管炎性阻塞,导致皮肤增厚。

(二)临床表现

外阴部皮肤(阴蒂、大小阴唇)呈局限性或弥漫性增厚,表面粗糙,有时凹凸不平呈结节状、乳头状或疣状。因外阴皮肤肥厚肿大,导致患者坐立不安、大小便困难、性生活受影响。病变局部瘙痒,抓破后容易引起继发性感染,出现溃疡、渗液、疼痛等。患者可有丝虫感染史或乳糜尿。

(三)治疗

乙胺嗪,4～6 mg/kg,每天 3 次,7 天为 1 个疗程,也有人主张用短程疗法,即每天 1.5 g 分 2 次口服,连服 2 天。局部病灶要注意干燥清洁,预防继发性感染,病灶增大及肥厚严重者,可考虑手术切除。

五、前庭大腺炎

(一)病因

前庭大腺为一对管泡状结构的腺体,位于两侧大阴唇下 1/3 深部,腺管开口于处女膜与小阴唇之间。因解剖部位的特点,在性交、流产、分娩等情况污染外阴时,病原体易侵入引起前庭大腺炎。炎症一般发生于生育年龄妇女。病原体多为金黄色葡萄球菌、大肠埃希菌、厌氧菌(类杆菌)或淋病奈瑟菌等混合感染。

(二)临床表现

前庭大腺炎可分为三种类型:前庭大腺导管炎、前庭大腺脓肿和前庭大腺囊肿。

1.前庭大腺导管炎

初期感染阶段多为导管炎,局部红肿、疼痛及性交痛,检查可见患侧前庭大腺开口处呈白色小点,有明显压痛。

2.前庭大腺脓肿

导管开口处闭塞,脓性分泌物不能排出,积聚于导管及腺体中,并逐渐扩大形成前庭大腺脓肿。脓肿直径达 3～6 cm,多为单侧,局部有红、肿、热、痛,皮肤变薄,触痛明显,有波动感;脓肿若继续增大,壁薄,可自行破溃,症状随之减轻;

若破口小,脓液引流不畅,症状可反复发作。全身症状可有发热、白细胞计数增高、患侧腹股沟淋巴结肿大。

3.前庭大腺囊肿

因前庭大腺导管非特异性炎症阻塞,使腺体内分泌物积聚,形成囊性扩张所致,但腺体无炎症。囊肿小者长期存在而无自觉症状,囊肿大者阻塞阴道口,导致患者行动不便,有肿胀感。检查可见大阴唇下方有囊性块物,椭圆形,肿物大小不等,囊肿内含清澈透明液体,感染时可呈脓性。

(三)治疗

1.前庭大腺导管炎

多卧床休息,口服青霉素类、头孢菌素类、喹诺酮类抗生素,局部可用1∶5 000高锰酸钾液坐浴。

2.前庭大腺脓肿

待脓肿成熟有波动感时行切开引流术。消毒外阴后,在脓肿表面皮肤最薄处(大阴唇内侧)做一半弧形切口,切口不宜过小,便于脓液充分引流排出,术后应置纱条于脓腔内引流,防止切口过早闭合。切开引流术后症状可迅速消除,但愈合后有可能反复发作,故可在炎症消除后,行前庭大腺摘除术。

3.前庭大腺囊肿

有感染时,按前庭大腺脓肿处理。无继发感染,则可行囊肿造口术。于大阴唇内侧皮肤与黏膜交界处行半弧形切口,剪去菱形黏膜及囊壁一小块,然后将黏膜与囊壁间断缝合。由于前庭大腺开口未闭塞,故腺体仍有正常分泌功能。亦可采用二氧化碳激光造口术,复发率较低。

六、外阴前庭炎

外阴前庭炎为一慢性持续性临床综合征,其特点为外阴前庭部发红,性交时阴道口有剧痛不适,或触摸、压迫前庭时局部疼痛。

(一)病因

病因尚不清楚,可能与感染尤其是人乳头瘤病毒(HPV)感染、尿中尿酸盐刺激及心理因素有关。

(二)临床表现

本病好发于性生活频繁的妇女。主要症状为性交时阴道口剧痛或长期阴道口处烧灼感,可伴有尿痛、尿频,严重者导致性交畏惧感。检查见前庭部充血、肿胀,压痛明显。

(三)治疗

由于病因不明,治疗效果不理想。对症状较轻者,可采用药物治疗,对病变严重或药物治疗无效者,可采用手术治疗。

1.药物治疗

1∶5 000 高锰酸钾温水坐浴,性交前用液状石蜡润滑前庭部,1%氢化可的松或 0.025%氟轻松软膏局部外涂,亦可同时应用 2%～5%利多卡因溶液外涂。近年报道前庭局部黏膜下注射α-干扰素有一定疗效,有效率为 50%。

2.手术治疗

切除前庭部疼痛处黏膜层,然后潜行游离部分阴道黏膜予以覆盖。前庭大腺开口处被切除后仍能自行重建。

七、外阴接触性皮炎

(一)病因

外阴皮肤直接接触某些刺激性物质或变应原而发生的炎症,如接触消毒剂、卫生巾、肥皂、阴茎套、紧身内裤等。

(二)临床表现

外阴接触刺激物或变应原后,局部有灼热感、疼痛、瘙痒,检查见皮肤潮红、皮疹、水肿、水疱甚至坏死、溃疡。

(三)治疗

去除病因,避免用刺激性物质。可口服赛庚啶、阿司咪唑或肾上腺皮质激素,局部用 3%硼酸溶液冲洗后,涂抹炉甘石洗剂。若有继发感染时,可给予 1%新霉素软膏涂抹。

第二节　阴　道　炎

女性阴道及其特定的菌群共同形成了一个巧妙的平衡生态体系,当此平衡被破坏时,即可导致阴道炎。改变阴道生态平衡的药物和其他因素有抗生素、激素、避孕药、阴道冲洗、阴道用药、性交、性传播疾病、紧张和多性伴侣等。

阴道内主要需氧菌有革兰阳性乳酸杆菌、类白喉杆菌、革兰阳性表皮葡萄球菌、链球菌、肠球菌和革兰阴性大肠埃希菌及阴道杆菌;主要厌氧菌有革兰阳性消化球菌属及消化链球菌属、革兰阴性类杆菌属、梭状芽孢杆菌;除细菌外尚有衣原体、支原体、病毒、原虫、真菌等。

阴道炎主要病因:①外阴阴道假丝酵母病;②滴虫性阴道炎;③细菌性阴道病;④老年性阴道炎;⑤阿米巴性阴道炎;⑥婴幼儿阴道炎;⑦过敏性阴道炎。

一、外阴阴道假丝酵母病

外阴阴道假丝酵母病是由假丝酵母引起的一种常见外阴阴道炎,约75%妇女一生中至少患过1次外阴阴道假丝酵母病。

(一)病因

假丝酵母呈卵圆形,有芽生孢子及细胞发芽伸长而形成的假菌丝,80%~90%病原体为白色假丝酵母,10%~20%为光滑假丝酵母、近平滑假丝酵母、热带假丝酵母等。假丝酵母系阴道内常驻菌种,也可由肠道传染来,其繁殖、致病、发病取决于宿主抵抗力及阴道内环境的变化。当阴道内糖原增多,酸度增高时,最适宜假丝酵母繁殖而引起炎症。妊娠、避孕药、抗生素、激素和免疫抑制剂的使用均有利于假丝酵母繁殖,阴道和子宫颈有病理改变时,假丝酵母发病率亦增高,肥胖及甲状旁腺、甲状腺和肾上腺功能减退等均影响假丝酵母的繁殖和生长且与发病有关,亦与大量雌激素应用、糖尿病、穿紧身化纤内裤、性交过频、性传播、偏嗜甜食等情况有关。

(二)临床表现

本病主要表现为外阴和阴道瘙痒,严重时抓破外阴皮肤,可有外阴烧灼感、阴道痛、性交疼痛及排尿灼热感,排尿或性交可使症状加剧,阴道分泌物增多,典型的白带为白色豆渣样,稠厚,无臭味。

检查时可见阴道黏膜被白色膜状豆渣样分泌物覆盖,擦除后见黏膜充血、水肿或为表浅糜烂面,外阴因搔抓或分泌物刺激可出现抓痕、表皮剥脱、肿胀和红斑。

(三)诊断

典型病例不难诊断,若在分泌物中找到假丝酵母的芽孢及菌丝即可确诊。检查时可用悬滴法(加1滴生理盐水或10%氢氧化钾)在显微镜下找芽孢和假菌丝。若有症状而多次检查阴性时,可改用培养法。顽固病例应检查尿糖,必要时查血糖,并详细询问有无服用大量皮质激素和长期应用抗生素的病史,以寻找发病的可能诱因。

(四)治疗

1.去除诱因

及时了解存在的诱因并及时消除,如停服广谱抗生素、雌激素等。合并糖尿病时要同时予以治疗,宜选用棉质内裤。患者的毛巾、内裤等衣物要隔离洗涤,用开水烫,以免传播。假丝酵母培养阳性但无症状者无须治疗,因为 10%~20%妇女阴道内有假丝酵母寄生。

2.改变阴道酸碱度

假丝酵母在 pH 5.5~6.5 环境下最适宜生长繁殖,因此,可改变阴道酸碱度造成不利于其生长的环境。方法是用碱性溶液如 2%~4%碳酸氢钠溶液冲洗阴道或坐浴,每天 2 次,10 天为 1 个疗程。

3.药物治疗

(1)制霉菌素栓(米可定泡腾阴道片):10 万单位/枚,每晚置阴道内 1 枚,10~14 天为 1 个疗程。怀疑是肠道假丝酵母传播致病者,应口服制霉菌素片剂,每次(5~10)×10^5 U,每天 3 次,7~10 天为 1 个疗程,以消灭自身的感染源。

(2)咪唑类药物:包括布康唑、咪康唑、克霉唑、酮康唑、益康唑、伊曲康唑、特康唑、氟康唑等,已成为治疗外阴阴道假丝酵母病的推荐疗法。①布康唑:阴道霜,5 g/d,睡时阴道内用,共3 天。②咪康唑:阴道栓剂,每晚 1 粒,每粒 200 mg,共7 天或每粒 400 mg,共 3 天。2%咪康唑乳膏,5 g/d,睡时阴道内用,共7 天。③克霉唑:又称三苯甲咪唑,克霉唑阴道片 100 mg,每晚 1 次,7 天为 1 个疗程,或200 mg,每晚 1 次,3 天为 1 个疗程。亦可用 1%克霉唑阴道乳膏 5 g 每晚涂于阴道黏膜上,7~14 天为 1 个疗程。油膏亦可涂在外阴及尿道口周围,以减轻瘙痒症状及小便疼痛。克霉唑 500 mg 单剂阴道给药,疗效与上述治疗方案相近。④酮康唑:是一种新型口服吸收的抗真菌药物,200 mg,每天 1 次或 2 次口服,5 天为 1 个疗程,疗效与克霉唑或咪康唑阴道给药相近。对于复发性外阴阴道假丝酵母病患者,现主张用酮康唑口服治疗。⑤益康唑:咪唑类药物,抗菌谱较广,对深部或浅部真菌均有效,制剂有 50 mg 或 150 mg 的阴道栓剂,1%的阴道霜剂,3 天为 1 个疗程。⑥伊曲康唑:每片 200 mg,每天口服 2 次,每次 1 片即可,也可200 mg 口服,每天 1 次,共 3 天。⑦特康唑:0.4%霜剂,5 g/d,阴道内给药,共7 天;0.8%霜剂,5 g/d,阴道内给药,共 3 天;阴道栓剂 80 mg/d,共 3 天。⑧氟康唑:唯一获得美国食品药品监督管理局许可的治疗假丝酵母感染的口服药物,每片150 mg,仅需服用1片即可。

(3)顽固病例的治疗:外阴阴道假丝酵母病患者经过治疗,临床症状及体征消失,真菌学检查阴性后,又出现症状,真菌学检查阳性,并且一年内发作4次或4次以上者,称为复发性外阴阴道假丝酵母病,复发原因可能与性交传播或直肠假丝酵母感染有关。①查尿糖、血糖,排除糖尿病。②月经期间不能中断治疗,治疗期间不能性交。③最佳方案尚未确定,推荐一开始给予积极治疗10~14天,随即维持治疗6个月。如酮康唑100 mg/次,每天1次,维持6个月。或者治疗1个疗程结束后6个月内,每次经前用阴道栓剂,共3天。④应用广谱抗生素治疗其他感染性疾病期间,应同时用抗真菌软膏涂抹阴道,以防复发。⑤口服氟康唑、伊曲康唑、制霉菌素治疗直肠假丝酵母感染。⑥当与滴虫性阴道炎并存时,应注意同时治疗。

(4)妊娠期感染的治疗:为避免新生儿感染,应进行局部治疗。目前认为制霉菌素或咪康唑妊娠期局部用药对胎儿无害,可用2%碳酸氢钠溶液冲洗外阴后,将上述栓剂放入阴道,孕中期阴道给药时不宜塞入过深。

二、滴虫性阴道炎

(一)病因

滴虫性阴道炎由阴道毛滴虫引起。阴道毛滴虫为可活动的厌氧原虫,梨形,全长15~20 μm,虫体前端有4根鞭毛,在pH 5.5~6.0时生长繁殖迅速。月经前后阴道pH发生变化时,隐藏在腺体及阴道皱襞中的滴虫常得以繁殖,引起炎症发作。滴虫能消除或吞噬阴道细胞内的糖原,阻碍乳酸的生成。本病可由性交引起,也与使用不洁浴具或穿着污染衣裤、接触污染便盆、被褥等有关。

(二)临床表现

20%~50%患者无症状,称为带虫者。滴虫单独存在时可不导致炎症反应。但由于滴虫消耗阴道细胞内糖原,改变阴道酸碱度,破坏其防御机制,故常在月经前后、妊娠期或产后等阴道pH改变时,继发细菌感染,引起炎症发作。

临床症状表现为阴道分泌物异常增多,常为稀薄泡沫状,有臭味,当混合细菌感染时分泌物呈脓性。10%患者诉外阴、阴道口瘙痒,有时伴性交痛、尿频、尿痛、血尿。

检查可见阴道黏膜呈散在红色点状皮损或草莓状宫颈,后穹隆有较多的泡沫状分泌物。单纯带虫者阴道黏膜可无异常发现。

（三）诊断

采用悬滴法在阴道分泌物中找到滴虫即可确诊。阴道分泌物涂片可见大量白细胞而未能从镜下检出滴虫者,可采用培养法。采集分泌物前24～48小时应避免性交、阴道冲洗或局部用药,且不宜行双合诊检查,窥阴器不可涂抹润滑剂。近来开始运用荧光标记单克隆抗体检测、酶联免疫吸附法和多克隆抗体乳胶凝集法诊断,敏感度为76％～95％。

（四）治疗

1.甲硝唑

传统治疗方案:200 mg口服,每天3次,7天为1个疗程;或400 mg口服,每天2次,5天为1个疗程;亦可2 g单次口服。单剂量治疗的好处是总药量少,患者容易接受,但因剂量大,可出现不良反应,因此选用单剂量疗法一定要慎重。用药期间或用药后24小时内不能饮用含酒精的饮料,配偶亦需同时采用甲硝唑口服治疗。

2.替代方案

替代方案有以下几种:①替硝唑500 mg,每天2次,连服7天。②甲苯咪唑100 mg,每天2次,连服3天。③硝呋拉太200 mg,每天3次,连服7天。

3.阴道局部用药

阴道局部用药症状缓解相对较快,但不易彻底杀灭滴虫,停药后易复发。先采用0.5％醋酸清洗阴道后,将甲硝唑200 mg置入阴道内,每晚1次,7天为1个疗程;或用甲硝唑泡腾片200 mg,乙酰胂胺(每片含乙酰胂胺250 mg、硼酸30 mg),卡巴胂200 mg,曲古霉素栓10万单位,每晚一枚置阴道内,7天为1个疗程。

4.治疗中的注意事项

月经净后阴道pH偏碱性,利于滴虫生长,因而可能在月经干净后复发,故应在下次月经净后再治疗1个疗程,以巩固疗效。

三、细菌性阴道病

（一）病因

细菌性阴道病为阴道内正常菌群失调所致的一种混合感染,以往曾称非特异性阴道炎、嗜血杆菌性阴道炎、棒状杆菌性阴道炎、加德纳菌性阴道炎、厌氧性阴道病,1984年被正式命名为细菌性阴道病。此病非单一致病菌引起,而是多种致病菌大量繁殖导致阴道生态系统失调的一种阴道病理状态,因局部无明显炎症反应,分泌物中白细胞少,故而称作阴道病。

细菌性阴道病为生育妇女最常见的阴道感染性疾病。有统计在性传播疾病门诊的发生率为 $15\%\sim64\%$,年龄在 $15\sim44$ 岁,妊娠妇女发病率 $16\%\sim29\%$。正常阴道内以产生过氧化氢的乳杆菌占优势,细菌性阴道病时,乳杆菌减少而其他细菌大量繁殖,主要有加德纳菌、动弯杆菌、普雷沃菌、类杆菌等厌氧菌及人型支原体,其数量可增加 $100\sim1\,000$ 倍。阴道生态环境和 pH 的改变,是加德纳菌等厌氧菌大量繁殖的致病诱因,其发病与妇科手术、既往妊娠数、性伴侣数目有关。口服避孕药有支持乳杆菌占优势的阴道环境的作用,对细菌性阴道病起到一定防护作用。

(二)临床表现

$20\%\sim50\%$患者无症状,有症状者表现为阴道分泌物增多,呈灰白色或灰黄色,稀薄,腥臭味,尤其是性交后更为明显,是碱性黏液可使阴道 pH 升高,促进加德纳菌等厌氧菌的生长,引起胺类释放所致。少数患者可有外阴瘙痒及灼热感。细菌性阴道炎可引起宫颈上皮不典型增生、子宫内膜炎、输卵管炎、盆腔炎、异位妊娠与不孕。孕期细菌性阴道炎感染可引起早产、胎膜早破、绒毛膜羊膜炎、产褥感染、新生儿感染。

检查见阴道口有分泌物流出,可闻到鱼腥味,分泌物稀薄并黏着于阴道壁,易擦掉,阴道黏膜无充血等炎症改变。

(三)诊断

根据临床特征和阴道分泌物镜检多能明确诊断。临床上如按滴虫性阴道炎、外阴阴道假丝酵母病治疗无效时,应考虑细菌性阴道炎。细菌性阴道炎诊断的四项标准,有其中的三项即可诊断:①阴道分泌物增多,均匀稀薄。②阴道 pH 大于 4.5。③氨试验阳性。取阴道分泌物少许置玻片上,加入 10%氢氧化钾溶液 $1\sim2$ 滴,立即可闻到一种鱼腥味即为阳性。这是由于厌氧菌产生的胺遇碱释放氨所致,但非细菌性阴道炎患者性生活后由于碱性精液的影响,氨试验也可为阳性。④线索细胞阳性,取少许阴道分泌物置玻片上,加 1 滴生理盐水于高倍镜下观察,视野中见到 20%以上的线索细胞即为阳性。线索细胞系阴道壁脱落的表层细胞,于细胞边缘吸附大量颗粒状物质,即各种厌氧菌尤其是加德纳菌,以致细胞边缘不清,呈锯齿状。

(四)治疗

治疗目的是缓解阴道症状和体征。治疗原则:①无症状者无须治疗;②性伴侣不必治疗;③妊娠期细菌性阴道炎应积极治疗;④经阴道手术如子宫内膜活检、宫腔镜、节育环放置、子宫输卵管碘油造影检查、刮宫术等应在术前积极治疗。

1.全身治疗

(1)首选为口服甲硝唑。甲硝唑有助于细菌性阴道炎患者重建正常阴道内环境。美国疾病控制中心的推荐方案是甲硝唑 500 mg 口服,每天 2 次,或 400 mg 口服,每天 3 次,共 7 天,治愈率达 82%~97%。备用方案有甲硝唑 2 g 单次顿服,治愈率 47%~85%。

(2)克林霉素对厌氧菌及加德纳菌均有效。用法:300 mg 口服,1 天 2 次,共 7 天,治愈率 97%,尤其适用于妊娠期细菌性阴道炎患者及甲硝唑治疗失败或不能耐受者。不良反应有腹泻、皮疹、阴道刺激症状,均不严重,无须停药。

2.局部治疗

(1)甲硝唑 500 mg 置于阴道内,每晚 1 次,7~10 天为 1 个疗程,或 0.75%甲硝唑软膏(5 g)阴道涂布,每天 2 次,5~7 天为 1 个疗程。

(2)2%克林霉素软膏 5 g 阴道涂布,每天 1 次,7 天为 1 个疗程,治愈率 80%~85%,适宜于妊娠期细菌性阴道炎治疗。

(3)乳酸(pH 3.5)5 mL 置入阴道内,每天 1 次,7 天为 1 个疗程。

(4)3%过氧化氢冲洗阴道,每天 1 次,7 天为 1 个疗程。

(5)对于混合感染如合并滴虫性阴道炎、外阴阴道假丝酵母病患者,可采用聚甲酚磺醛阴道栓 1 枚,每天 1 次,或保菌清阴道栓(含硫酸新霉素、多黏菌素 B、制霉菌素、乙酰胂胺)1 枚,每天 1 次,6 天为 1 个疗程。

3.妊娠期细菌性阴道炎的治疗

推荐方法为甲硝唑 200 mg,每天 3 次,共 7 天。替代疗法为甲硝唑 2 g 顿服或克林霉素 300 mg,每天 2 次,共 7 天。妊娠期不宜阴道内给药,有可能加剧早产的风险。

四、老年性阴道炎

(一)病因

绝经后妇女由于卵巢功能衰竭,雌激素水平下降,阴道黏膜变薄,皱襞消失,细胞内缺乏糖原,阴道内 pH 多呈碱性,杀灭病原菌能力降低,加之血供不足,当受到刺激或被损伤时,毛细血管容易破裂,出现阴道不规则点状出血。如细菌侵入繁殖,可引起老年性阴道炎。

(二)临床表现

阴道分泌物增多,水样、脓性或脓血性,可有下腹坠胀不适及阴道灼热感。由于分泌物刺激,患者感外阴及阴道瘙痒。

检查见阴道呈老年性改变,皱襞消失,上皮薄,阴道黏膜充血,有点状出血,严重时形成表浅溃疡。若溃疡面相互粘连,阴道检查分离时可引起出血,粘连严重者可导致阴道闭锁,闭锁段上端分泌物不能排出可形成阴道或宫腔积脓。长期炎性刺激可致阴道黏膜下结缔组织纤维化,致使阴道狭窄。

(三)诊断

根据临床表现不难诊断,但必须排除滴虫性阴道炎或外阴阴道假丝酵母病。此外,发现血性白带时还需警惕子宫恶性肿瘤的存在,必要时应行分段诊断性刮宫或局部活检予以确诊。

(四)治疗

治疗原则为增强阴道抵抗力和抑制细菌生长。

1.保持外阴清洁和干燥

分泌物多时可用1%乳酸、0.5%醋酸或1:5 000高锰酸钾坐浴或冲洗阴道。

2.雌激素制剂全身给药

尼尔雌醇,每半月2～4 mg口服。结合雌激素,每天0.625 mg口服。戊酸雌二醇,每天1～2 mg口服。克龄蒙(每片含戊酸雌二醇2 mg,醋酸环丙孕酮1 mg),每天1片。诺更宁(每片含雌二醇2 mg,醋酸炔诺酮1 mg),每天1片。以上药物可任意选用一种。

3.雌激素制剂局部给药

己烯雌酚0.5 mg,每晚1次,7天为1个疗程;或结合雌激素阴道软膏0.5～2 g/d,7天为1个疗程。

4.抗生素软膏或粉剂局部给药

甲硝唑、氧氟沙星、磺胺异唑、氯霉素局部涂抹,隔天1次,7次为1个疗程。

五、婴幼儿阴道炎

(一)病因

婴幼儿卵巢尚未发育,阴道细长,黏膜仅由数层立方上皮组成,阴道上皮糖原很少,阴道 pH 6.0~7.5,故对细菌的抵抗力弱,阴道内乳杆菌极少,而杂菌较多,这些细菌作用于抵抗力较弱或受损的阴道时,极易产生婴幼儿阴道炎。婴幼儿阴道炎常与外阴炎并存,多见于 1~5 岁的幼女。婴幼儿阴道炎 80% 为大肠埃希菌属感染引起,葡萄球菌、链球菌、变形杆菌、淋病奈瑟菌、滴虫、假丝酵母、蛲虫也可引起感染。年龄较大儿童阴道内异物亦常致继发性感染。

(二)临床表现

临床主要症状为阴道口处见脓性分泌物,味臭。由于阴道分泌物刺激可导致外阴瘙痒,患儿常用手搔抓外阴,甚至哭闹不安。检查可见外阴红肿、破溃、前庭黏膜充血。慢性外阴炎可致小阴唇粘连,慢性阴道炎可致阴道闭锁。

(三)诊断

根据症状、体征,临床诊断并不困难。应取分泌物找滴虫、假丝酵母或涂片染色查找致病菌,必要时做细菌培养。还应做肛门检查以排除阴道异物及肿瘤。

(四)治疗

(1)保持外阴清洁、干燥,不穿开裆裤。如阴道分泌物较多,可在尿布内垫上消毒棉垫并经常更换棉垫与尿布。

(2)婴幼儿大小便后用 1:5 000 高锰酸钾温热水冲洗外阴,年龄较大的小儿可用 1:5 000 高锰酸钾温水坐浴,每天 3 次。外阴擦干后,可用下列药物:15% 氧化锌粉、15% 滑石粉、炉甘石洗剂、紫草油。瘙痒剧烈时可用制霉菌素软膏或氢化可的松软膏,外阴及阴道口可适量涂抹雌激素霜剂或软膏,也可口服己烯雌酚 0.1 mg,每晚 1 次,连服 7 天。

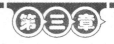

女性生殖器官发育异常

第一节　阴道发育异常

阴道由副中肾管和泌尿生殖窦发育而来。在胚胎第6周,在中肾管外侧,体腔上皮向外壁中胚叶凹陷成沟,形成副中肾管。双侧副中肾管融合形成子宫和部分阴道。在胚胎第6～7周,原始泄殖腔被尿直肠隔分隔为泌尿生殖窦。在胚胎第9周,双侧副中肾管下段融合,其间的纵行间隔消失,形成子宫阴道管。泌尿生殖窦上端细胞增生,形成实质性的窦-阴道球,并进一步增殖形成阴道板。自胚胎11周起,阴道板开始腔化,形成阴道。因此,副中肾管的形成和融合过程异常以及其他致畸因素均可引起阴道的发育异常。

1998年美国生殖医学学会提出较为权威的阴道发育异常分类法。①副中肾管发育不良:包括子宫、阴道未发育(MRKH综合征),是一种以没有生殖潜力为特征的生殖系统功能缺陷,即为临床上常见的先天性无阴道。②泌尿生殖窦发育不良:泌尿生殖窦未参与形成阴道下端,患者的典型表现为部分阴道闭锁,多位于阴道下段。③副中肾管融合异常:副中肾管融合异常又分为垂直融合异常和侧面融合异常,垂直融合异常表现为阴道横隔,侧面融合异常表现为阴道纵隔和阴道斜隔综合征。

一、MRKH综合征

MRKH综合征是由双侧副中肾管发育不全或双侧副中肾管尾端发育不良所致。发生率为1/5 000～1/4 000,先天性无阴道几乎均合并无子宫或仅有始基子宫,卵巢功能多为正常。

(一)临床表现及诊断

原发性闭经及性生活困难,子宫仅为始基状况而无周期性腹痛。检查可见患者体格、第二性征以及外阴发育正常,但无阴道口,或仅在前庭后部见一浅凹,偶见短浅阴道盲端。有患者伴有泌尿道发育异常,个别伴有脊椎异常。此病须与处女膜闭锁和雄激素不敏感综合征相鉴别。处女膜闭锁有周期性腹痛,肛诊时,处女膜闭锁可扪及阴道内囊性肿块,超声检查有助于鉴别诊断。雄激素不敏感综合征为 X 连锁隐性遗传病,染色体核型为(46,XY),外阴阴毛无或稀少,睾酮为男性正常水平,而 MRKH 综合征为(46,XX),血内分泌检查为正常女性水平。

(二)治疗

治疗分非手术治疗及手术治疗,目前建议 18 岁后进行。

1.顶压法

用阴道模具压迫阴道凹陷,使其扩张并延伸到接近正常阴道的长度。尤其适用于阴道凹陷组织松弛者。顶压法因为无创操作应作为一线方法推荐给患者。

2.阴道成形术

阴道成形术方法多种,各有利弊。手术方法均为在膀胱直肠间造穴,采用不同材料铺垫人造洞穴,形成了不同的手术方式。常见术式:生物补片法阴道成形术、羊膜法阴道成形术、腹膜法阴道成形术、乙状结肠法阴道成形术、皮瓣阴道成形术等方法。

二、阴道闭锁

阴道闭锁为泌尿生殖窦未参与形成阴道下段所致。根据阴道闭锁的解剖学特点将其分为阴道下段闭锁和阴道完全闭锁。

阴道下段闭锁:也称为 Ⅰ 型阴道闭锁,阴道上段及宫颈、子宫体均正常。

阴道完全闭锁:也称为 Ⅱ 型阴道闭锁,多合并宫颈发育不良、子宫体发育不良或子宫畸形。

(一)临床表现及诊断

阴道下段闭锁时子宫内膜功能多正常,因此症状出现较早,主要表现为阴道上段扩张,严重时可以合并宫颈、宫腔积血,盆腔检查发现肿块位置较低,位于直肠前方,就诊往往较及时,症状与处女膜闭锁相似,但无阴道开口,闭锁处黏膜表面色泽正常,亦不向外隆起。肛诊可扪及凸向直肠的肿块,位置较处女膜闭锁高,较少由于盆腔经血逆流而引发子宫内膜异位症。阴道完全闭锁多合并宫颈发育不良、子宫体发育不良或子宫畸形,子宫内膜分泌功能不正常,经血容易逆流至盆腔,常常发生子宫内膜异位症。磁共振成像和超声检查可帮助诊断。

（二）治疗

一旦明确诊断,应尽早手术切除。手术以解除阴道阻塞,使经血引流通畅为原则。阴道下段闭锁先用粗针穿刺阴道黏膜,抽出积血后切开闭锁段阴道,排出积血,常规检查宫颈是否正常,切除多余闭锁的纤维结缔组织,利用已游离的阴道黏膜覆盖创面,术后定期扩张阴道以防挛缩。阴道完全闭锁应充分评价宫颈发育不良状况,目前的手术方法有子宫切除术、子宫阴道贯通术、宫颈端贯通术。

三、阴道横隔

阴道横隔为两侧副中肾管会合后的尾端与尿生殖窦相接处未贯通或部分贯通所致。阴道横隔很少伴有泌尿系统和其他器官的异常,横隔可位于阴道内任何部位,但以上、中段交界处为多见,其厚度约为 1 cm。阴道横隔无孔称完全性横隔;隔上有小孔称不完全性横隔。位于阴道上端的横隔多为不完全性横隔;位于阴道下部的横隔多为完全性横隔(图 3-1)。

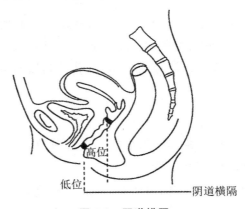

图 3-1　阴道横隔

（一）临床表现及诊断

不完全性横隔位于上部者多无症状,位置偏低者可影响性生活,阴道分娩时影响胎先露部下降。完全性横隔有原发性闭经伴周期性腹痛,并呈进行性加剧。妇科检查见阴道较短或仅见盲端,横隔中部可见小孔,肛诊时可扪及宫颈及宫体。完全性横隔由于经血潴留,可在相当于横隔上方部位触及块物。

（二）治疗

切除横隔,缝合止血。可先用粗针穿刺定位,抽出积血后再行切开术。分娩时,若横隔薄者可于胎先露部下降压迫横隔时切开横隔,胎儿娩出后再切除横隔;横隔厚者应行剖宫产术。横隔切除术后要注意定期扩张阴道或放置阴道模具,防止横隔残端挛缩,直到上皮愈合。

四、阴道纵隔

阴道纵隔为双侧副中肾管会合后,尾端纵隔未消失或部分消失所致,分为完全纵隔和不完全纵隔。完全纵隔以对称性为特点。阴道纵隔常伴有双子宫、双宫颈和同侧肾脏发育不良。

(一)临床表现及诊断

阴道完全纵隔者无症状,性生活和阴道分娩无影响。不完全纵隔者可有性生活困难或不适,分娩时胎先露下降可能受阻。阴道检查可见阴道被一纵向黏膜壁分为两条纵向通道,黏膜壁上端近宫颈,完全纵隔下端达阴道口,不完全纵隔未达阴道口。阴道完全纵隔常合并双子宫。

(二)治疗

阴道纵隔影响性生活或阴道分娩时,应将纵隔切除,创面缝合以防粘连。若阴道分娩时发现阴道纵隔,可当先露下降压迫纵隔时先切断纵隔的中部,待胎儿娩出后再切除纵隔。

五、阴道斜隔综合征

国外多称为 HWWS 综合征,病因尚不明确,可能是副中肾管向下延伸未到泌尿生殖窦形成一盲端所致。阴道斜隔常伴有同侧泌尿系统发育异常,多为双宫体、双宫颈及斜隔侧的肾缺如。北京协和医院将阴道斜隔综合征分为 3 个类型。

Ⅰ型:为无孔斜隔,隔后的子宫与外界及另侧子宫完全隔离,宫腔积血聚积在隔后腔。

Ⅱ型:为有孔斜隔,隔上有一数毫米的小孔,隔后子宫与另侧子宫隔绝,经血通过小孔滴出,引流不畅。

Ⅲ型:为无孔斜隔合并宫颈瘘管,在两侧宫颈间或隔后腔与对侧宫颈之间有小瘘管,有隔一侧子宫经血可通过另一侧宫颈排出,引流亦不通畅。

(一)临床表现

发病年龄较轻,月经周期正常,3 型均有痛经,Ⅰ型较重,平时一侧下腹痛;Ⅱ型月经间期阴道少量褐色分泌物或陈旧血淋漓不净,脓性分泌物有臭味;Ⅲ型经期延长有少量血,也可有脓性分泌物。妇科检查一侧穹隆或阴道壁可触及囊性肿物,Ⅰ型肿物较硬,宫腔积血时触及增大子宫;Ⅱ、Ⅲ型囊性肿物张力较小,压迫时有陈旧血流出。

(二)诊断

月经周期正常,有痛经及一侧下腹痛;月经周期中有流血、流脓或经期延长。妇科检查一侧穹隆或阴道壁有囊肿,增大子宫及附件肿物。局部消毒后在囊肿下部穿刺,抽出陈旧血,即可诊断。超声检查可见一侧宫腔积血,阴道旁囊肿,同侧肾缺如。子宫碘油造影检查可显示Ⅲ型者宫颈间的瘘管,经有孔斜隔注入碘油,可了解隔后腔情况。必要时应做泌尿系统的造影检查。

(三)治疗

手术时机以经期为宜。由囊壁小孔或穿刺定位,上下剪开斜隔,暴露宫颈,沿斜隔附着处做菱形切除,做最大范围的隔切除,术后不放置阴道模具。

第二节 宫颈及子宫发育异常

一、先天性宫颈发育异常

宫颈形成在胚胎发育14周左右,由于副中肾管尾端发育不全或发育停滞所致的宫颈发育异常,主要包括宫颈缺如、宫颈闭锁、先天性宫颈管狭窄、宫颈角度异常、先天性宫颈延长症伴宫颈管狭窄、双宫颈等,临床上罕见。

(一)临床表现及诊断

若患者子宫内膜有功能,则青春期后可因宫腔积血而出现周期性腹痛,经血还可经输卵管逆流入腹腔,引起盆腔子宫内膜异位症。磁共振成像和超声检查(尤其是三维和四维超声检查)有助诊断。

(二)治疗

可手术穿通宫颈,建立人工子宫阴道通道,但成功率低,故建议直接进行子宫切除术;如人工子宫阴道通道手术失败则行子宫切除术。

二、子宫发育异常

子宫发育异常多因形成子宫段的副中肾管发育及融合异常所致。

（一）子宫未发育或发育不良

1.分类

（1）先天性无子宫：因双侧副中肾管形成子宫段未融合，退化所致，常合并无阴道。卵巢发育正常。

（2）始基子宫：因双侧副中肾管融合后不久即停止发育，子宫极小，仅长 1～3 cm。多数无宫腔或为一实体肌性子宫，无宫腔内膜，卵巢发育可正常。

（3）幼稚子宫：由双侧副中肾管融合形成子宫后发育停止所致，可有宫腔和内膜。卵巢发育正常。

2.临床表现及诊断

先天性无子宫或实体性始基子宫无症状，常因青春期后无月经就诊，经检查后方可诊断。具有宫腔和内膜的幼稚子宫若宫颈发育不良或无阴道者可因月经血潴留或经血倒流出现周期性腹痛；幼稚子宫月经稀少或初潮延迟，常伴痛经。检查可见子宫体小，宫颈相对较长。

3.治疗

先天性无子宫、实体性始基子宫可不予处理；幼稚子宫有周期性腹痛或宫腔积血者需手术切除；幼稚子宫主张雌激素加孕激素的序贯周期治疗。

（二）单角子宫与残角子宫

单角子宫：仅一侧副中肾管正常发育形成单角子宫，同侧卵巢功能正常；另侧副中肾管完全未发育或未形成管道，未发育侧卵巢、输卵管和肾脏亦往往同时缺如。

残角子宫：因一侧副中肾管发育，另一侧副中肾管中下段发育缺陷，而形成残角子宫。有正常输卵管和卵巢，但常伴有同侧泌尿器官发育畸形。

根据残角子宫与单角子宫解剖上的关系，分为：残角子宫有宫腔，并与单角子宫腔相通；残角子宫有宫腔，但与单角子宫腔不相通；无宫腔实体残角子宫，仅以纤维带相连单角子宫。

1.临床表现及诊断

单角子宫常无症状。残角子宫若内膜有功能，但其宫腔与单角宫腔不相通者，往往因月经血倒流或宫腔积血出现痛经，也可发生子宫内膜异位症。检查可见单角子宫偏小、呈梭形、偏离中线。伴有残角子宫者可在子宫一侧扪及较子宫小的硬块，易误诊为卵巢肿瘤。若残角子宫腔积血时可扪及肿块，有触痛。子宫输卵管碘油造影、超声检查和磁共振成像有助于正确诊断。

2.治疗

单角子宫不予处理。孕期加强监护,及时发现并发症予以处理。非孕期残角子宫确诊后应切除。早、中期妊娠诊断明确,及时切除妊娠的残角子宫,避免子宫破裂。晚期妊娠行剖宫产后,需警惕胎盘粘连或胎盘植入,造成产后大出血。切除残角子宫时将同侧输卵管切除,避免输卵管妊娠的发生,圆韧带应固定于发育侧同侧宫角部位。

(三)双子宫

双子宫为两侧副中肾管未融合,各自发育形成两个子宫和两个宫颈。两个宫颈可分开或相连,宫颈之间也可有交通管;也可为一侧子宫颈发育不良、缺如,常有一小通道与对侧阴道相通。双子宫可伴有阴道纵隔或斜隔。

1.临床表现及诊断

患者多无自觉症状,伴有阴道纵隔可有性生活不适。如为斜隔综合征时可出现痛经,月经来潮后有阴道少量流血,呈陈旧性且淋漓不尽,或少量脓性分泌物。检查可扪及子宫呈分叉状。宫腔探查或子宫输卵管碘油造影可见两个宫腔。伴阴道纵隔或斜隔时,检查可见相应的异常。

2.治疗

一般不予处理。当有反复流产时,应除外染色体、黄体功能及免疫等因素后行矫形手术。

(四)双角子宫

双角子宫是双侧副中肾管融合不良所致。按宫角在宫底水平融合不全分为完全双角子宫和不完全双角子宫。

1.临床表现及诊断

一般无症状,有时双角子宫月经量较多并伴有程度不等的痛经。检查可扪及宫底部有凹陷。超声检查、磁共振成像和子宫输卵管碘油造影有助于诊断。

2.治疗

双角子宫一般不予处理。若双角子宫出现反复流产时,应行子宫整形术,使宫腔扩大,预防流产或早产的发生。

(五)纵隔子宫

纵隔子宫为双侧副中肾管融合后,纵隔吸收受阻所致,是最常见的子宫畸形,分2类。①完全纵隔子宫:纵隔末端到达或超过宫颈内口者,有时纵隔末端终止在宫颈外口,外观似双宫颈;②不完全纵隔子宫:纵隔末端终止在内口以上水平者,大多数纵隔子宫为不完全纵隔子宫。

1.临床表现

一般无症状。纵隔子宫在临床上主要表现为影响育龄妇女的妊娠结局,包括反复流产、早产、胎膜早破等表现,其中,反复流产是纵隔子宫所致的最常见表现。纵隔子宫可致不孕,检查可见完全纵隔者宫颈外口有一隔膜。

2.诊断

(1)超声检查:经阴道超声检查是目前临床中最常用的诊断方法。超声声像图表现为两个内膜回声区域,子宫底部无明显凹陷切迹。其优点是可以同时检查是否合并泌尿系统畸形。三维超声对诊断更有价值。

(2)子宫输卵管碘油造影:是诊断子宫畸形的常用的方法之一。有助于了解宫腔形态,评估双侧输卵管通畅与否,适用于合并不孕患者的初步检查。但子宫输卵管碘油造影存在不能显示子宫外形轮廓特征的缺点。

(3)宫腔镜诊断:宫腔镜检查是在直视下评估宫腔和宫颈管形态结构的方法,对纵隔子宫诊断的敏感性可达100%,是诊断纵隔子宫的可靠手段。该检查还可以诊断其他宫腔内病变。由于宫腔镜检查不能了解子宫的外形轮廓,难以将其与双角子宫和鞍状子宫区分,故需要联合超声或腹腔镜明确诊断。

(4)宫腔镜与腹腔镜联合诊断:宫腹腔镜联合是诊断纵隔子宫的标准方法。腹腔镜下纵隔子宫的特征表现是子宫底部浆膜面平坦,子宫横径增宽大于前后径,子宫底凹陷不明显或仅有轻微凹陷,借此可与双角子宫、鞍状子宫相鉴别。对合并不孕的患者,借助腹腔镜还可以同时观察盆腔和输卵管、卵巢情况。

3.治疗

纵隔子宫影响生育时,开腹的子宫纵隔切除是传统治疗方法。目前最主要的手术治疗方法为腹腔镜监视下通过宫腔镜切除纵隔。手术简单、安全、微创,通常于手术后3个月即可妊娠,妊娠恢复良好。

(六)弓形子宫

弓形子宫为宫底部发育不良,宫底中间有一轻微凹陷。宫底凹陷程度在弓形子宫定义上尚有争议。

1.临床表现及诊断

一般无症状。检查可扪及宫底部有凹陷,凹陷浅者可能为弓形子宫。超声、磁共振成像和子宫输卵管碘油造影有助于诊断。

2.治疗

弓形子宫一般不予处理。若出现反复流产时,应行子宫整形术。

(七)己烯雌酚所致的子宫发育异常

妊娠 2 月内服用己烯雌酚(diethylstilbestrol,DES)可导致副中肾管的发育缺陷,女性胎儿可发生子宫发育不良,如狭小 T 型宫腔、子宫狭窄带、子宫下段增宽及宫壁不规则等,其中 T 型宫腔常见(42%～62%)。T 型宫腔也可见于母亲未服用 DES 者,称 DES 样子宫。

1.临床表现及诊断

一般无症状,常在子宫输卵管碘油造影检查时发现。由于 DES 可致宫颈功能不全,故早产率增加。妇科检查无异常,超声检查、磁共振成像和子宫输卵管碘油造影有助于诊断。

2.治疗

一般不予处理,影响生育可行宫腔镜下宫腔扩大手术。

第三节　输卵管发育异常

输卵管发育异常罕见,是副中肾管头端发育受阻所致,常与子宫发育异常同时存在。几乎均在因其他病因手术时偶然发现。

一、分类和临床表现

(一)输卵管缺失

单侧输卵管缺失为同侧副中肾管未发育所致,常伴有该侧输尿管和肾脏的发育异常。未见单独双侧输卵管缺失,多伴发其他内脏严重畸形,胎儿不能存活。

(二)输卵管发育不全

输卵管发育不全是较常见的生殖器官发育异常。输卵管细长弯曲,肌肉不同程度的发育不全,无管腔或部分管腔通畅造成不孕,有憩室或副口是异位妊娠的原因之一。

(三)副输卵管

单侧或双侧输卵管之上附有一稍小但有伞端的输卵管,有的与输卵管之间有交通,有的不通。

(四)双输卵管

单侧或双侧有两条发育正常的输卵管,均与宫腔相通。

二、治疗

若不影响妊娠,无须处理。

第四节 卵巢发育异常

卵巢发育异常因原始生殖细胞迁移受阻或性腺形成移位异常所致。

一、分类和临床表现

(一)卵巢未发育或发育不良

单侧或双侧卵巢未发育者极罕见。单侧或双侧发育不良卵巢外观色白,呈细长索状,又称条索状卵巢;发育不良卵巢切面仅见纤维组织,无卵泡。临床表现为原发性闭经或初潮延迟、月经稀少和第二性征发育不良,常伴内生殖器或泌尿器官异常,多见于特纳综合征患者。血清内分泌检查、超声检查、磁共振成像、腹腔镜检查有助于诊断,必要时行活组织检查和染色体核型检查。

(二)异位卵巢

卵巢形成后仍停留在原生殖嵴部位,未下降至盆腔内。卵巢发育正常者无症状。

(三)副卵巢

副卵巢罕见。一般远离正常卵巢部位,可出现在腹膜后。无症状多在因其他疾病手术时发现。

二、治疗

若条索状卵巢患者染色体核型为 XY,则卵巢发生恶变的频率较高,确诊后应予切除。

子宫内膜异位症与子宫腺肌病

第一节　子宫内膜异位症

具有生长功能的子宫内膜组织(腺体和间质)出现在宫腔被黏膜覆盖以外的部位时称为子宫内膜异位症(EMT),简称内异症。

EMT 以痛经、慢性盆腔痛、不孕为主要表现,是育龄妇女的常见病。该病的发病率近年有明显增高趋势,发病率占育龄妇女的 10%～15%,占痛经妇女的 40%～60%。在不孕患者中,30%～40%合并 EMT,在 EMT 患者中不孕症的发病率为 40%～60%。

该病一般仅见于生育年龄妇女,以 25～45 岁妇女多见。绝经后或切除双侧卵巢后异位内膜组织可逐渐萎缩吸收,妊娠或使用性激素抑制卵巢功能可暂时阻止此病的发展,故 EMT 是激素依赖性疾病。

EMT 虽为良性病变,但具有类似恶性肿瘤远处转移、浸润和种植的生长能力。异位内膜可侵犯全身任何部位,最常见的种植部位是盆腔脏器和腹膜,以侵犯卵巢和宫底韧带最常见,其次为子宫、直肠子宫陷凹、腹膜脏层、直肠阴道隔等部位,故有盆腔 EMT 之称。

一、发病机制

本病的发病机制尚未完全阐明,关于异位子宫内膜的来源,目前有多种论述。

(一)种植学说

妇女在经期时子宫内膜碎片可随经血倒流,经输卵管进入盆腔,种植于卵巢和盆腔其他部位,并在该处继续生长和蔓延,形成盆腔 EMT。但已证实 90%以上的妇女可发生经血逆流,却只有 10%～15%的妇女罹患 EMT。剖宫产手术后所形成的腹壁瘢痕 EMT，占腹壁瘢痕 EMT 的 90% 左右，是种植学说的典型例证。

（二）淋巴及静脉播散

子宫内膜可通过淋巴或静脉播散，远离盆腔部位的器官如肺、手或大腿的皮肤和肌肉发生的 EMT 可能就是通过淋巴或静脉播散的结果。

（三）体腔上皮化生学说

卵巢表面上皮、盆腔腹膜都是由胚胎期具有高度化生潜能的体腔上皮分化而来，在反复经血逆流、炎症、机械性刺激、异位妊娠或长期持续的卵巢甾体激素刺激下，易发生化生而成为异位症的子宫内膜。

（四）免疫学说

免疫异常对异位内膜细胞的种植、黏附、增生具有直接和间接的作用，表现为免疫监视、免疫杀伤功能减弱，黏附分子作用增强，协同促进异位内膜的移植。以巨噬细胞为主的多种免疫细胞可释放多种细胞因子，促进异位内膜的种植、存活和增殖。EMT 患者的细胞免疫和体液免疫功能均有明显变化，患者外周血和腹水中的自然杀伤细胞（NK）的细胞活性明显降低。病变越严重者，NK 细胞活性降低亦越明显。雌激素水平越高，NK 细胞活性则越低。血清及腹水中，免疫球蛋白 IgG、IgA 及补体 C_3、C_4 水平均增高，还出现抗子宫内膜抗体和抗卵巢抗体等多种自身抗体。因此，个体的自身免疫能力对异位内膜细胞的抑制作用，在本病的发生中起关键作用。

（五）在位内膜决定论

中国研究者提出的"在位内膜决定论"揭示了在位子宫内膜在 EMT 发病中的重要作用，在位内膜的组织病理学、生物化学、分子生物学及遗传学等特质，与EMT 的发生发展密切相关，其"黏附-侵袭-血管形成"过程，即所谓的"三 A 程序"，可以解释 EMT 的病理过程，又可以表达临床所见的不同病变。

二、病理

EMT 最常见的发生部位为靠近卵巢的盆腔腹膜及盆腔器官的表面。根据其发生部位不同，可分为腹膜 EMT、卵巢 EMT、子宫腺肌病等。

（一）腹膜 EMT

腹膜和脏器浆膜面的病灶呈多种形态。无色素沉着型为早期细微的病变，具有多种表现形式，呈斑点状或小泡状凸起，单个或数个呈簇，有红色火焰样病灶,白色透明病变,黄褐色斑及圆形腹膜缺损。色素沉着型为典型的病灶,呈黑色或紫蓝色结节,肉眼容易辨认。病灶反复出血及纤维化后,与周围组织或器官发生粘连,直肠子宫陷凹常因粘连而变浅,甚至完全消失,使子宫后屈固定。

(二)卵巢子宫内膜异位症

卵巢 EMT 最多见,约 80% 的内异症位于卵巢。多数为一侧卵巢,部分波及双侧卵巢。初始病灶表浅,于卵巢表面可见红色或棕褐色斑点或小囊泡;随着病变发展,囊泡内因反复出血积血增多,而形成单个或多个囊肿,称为卵巢子宫内膜异位囊肿。因囊肿内含暗褐色黏糊状陈旧血,状似巧克力液体,故又称为卵巢巧克力囊肿,直径大多在 10 cm 以内。卵巢与周围器官或组织紧密粘连是卵巢子宫内膜异位囊肿的临床特征之一,并可借此与其他出血性卵巢囊肿相鉴别。

(三)子宫骶韧带、直肠子宫陷凹和子宫后壁下段的子宫内膜异位症

这些部位处于盆腔后部较低或最低处,与经血中的内膜碎屑接触机会最多,故为 EMT 的好发部位。在病变早期,子宫骶韧带、直肠子宫陷凹或子宫后壁下段有散在紫褐色出血点或颗粒状散在结节。由于病变伴有平滑肌和纤维组织增生,形成坚硬的结节。病变向阴道黏膜发展时,在阴道后穹隆形成多个息肉样赘生物或结节样瘢痕。随着病变发展,子宫后壁与直肠前壁粘连,直肠子宫陷凹变浅,甚至完全消失。

(四)输卵管子宫内膜异位症

内异症直接累及黏膜较少,偶在其管壁浆膜层见到紫褐色斑点或小结节。输卵管常与周围病变组织粘连。

(五)子宫腺肌病

子宫腺肌病分为弥漫型与局限型两种类型。弥漫型的子宫呈均匀增大,质较硬,一般不超过妊娠 3 个月大小。剖面见肌层肥厚,增厚的肌壁间可见小的腔隙,直径多在 5 mm 以内。腔隙内常有暗红色陈旧积血。局限型的子宫内膜在肌层内呈灶性浸润生长,形成结节,但无包膜,故不能将结节从肌壁中剥出。结节内也可见陈旧出血的小腔隙,结节向宫腔突出颇似子宫肌瘤。偶见子宫内膜在肌瘤内生长,称之为子宫腺肌瘤。

(六)恶变

EMT 是一种良性疾病,但少数可发生恶变,恶变率为 $0.7\%\sim1\%$,其恶变后的病理类型包括透明细胞癌、子宫内膜样癌、腺棘癌、浆液性乳头状癌、腺癌等。

EMT 恶变 78％发生在卵巢，22％发生在卵巢外。卵巢外最常见的恶变部位是直肠阴道隔、阴道、结肠、盆腹膜、大网膜、脐部等。

三、临床表现

(一)症状

1.痛经

痛经是常见而突出的症状，多为继发性，占 EMT 的 60％～70％。多于月经前 1～2 天开始，经期第 1～2 天症状加重，月经净后疼痛逐渐缓解。疼痛多位于下腹深部及直肠区域，以盆腔中部居多，多随局部病变加重而逐渐加剧，但疼痛的程度与病灶的大小不成正比。

2.性交痛

性交痛多见于直肠子宫陷凹有异位病灶或因病变导致子宫后倾固定的患者。性交时阴茎撞动可引起性交疼痛，以月经来潮前性交痛最明显。

3.不孕

EMT 不孕率为 40％～60％，主要原因是腹水中的巨噬细胞影响卵巢的分泌功能和排卵功能，导致黄体功能不全(LPD)、未破裂卵泡黄素化综合征(LUFS)、早孕自然流产等。EMT 可使盆腔内组织和器官广泛粘连，输卵管变硬僵直，影响输卵管的蠕动，从而影响卵母细胞的拣拾和受精卵的输送。严重的卵巢周围粘连，可妨碍卵子的排出。

4.月经异常

部分患者可因黄体功能不全或无排卵而出现月经期前后阴道少量出血、经期延长或月经紊乱。内在性 EMT 患者往往有经量增多、经期延长或经前点滴出血。

5.慢性盆腔痛

71％～87％的 EMT 患者有慢性盆腔痛，慢性盆腔痛患者中有 83％活检确诊为 EMT。常表现为性交痛、大便痛、腰骶部酸胀及盆腔器官功能异常等。

6.其他部位 EMT 症状

肠道 EMT 可出现腹痛、腹泻或便秘。泌尿系统 EMT 可出现尿路刺激症状等。肺部 EMT 可出现经前咯血、呼吸困难和/或胸痛。

(二)体征

典型的盆腔 EMT 在盆腔检查时，可发现子宫后倾固定，直肠子宫陷凹、子宫骶韧带或子宫颈后壁等部位扪及 1～2 个或更多触痛性结节，如绿豆或黄豆大小,肛诊更明显。有卵巢 EMT 时,在子宫的一侧或双侧附件处扪到与子宫相连的囊性偏实不活动包块(巧克力囊肿),往往有轻压痛。若病变累及直肠阴道隔,病灶向后穹隆穿破时,可在阴道后穹隆处扪及甚至可看到隆起的紫蓝色出血点或结节,可随月经期出血。内在性 EMT 患者往往子宫胀大,但很少超过 3 个月妊娠,多为一致性胀大,也可能感到某部位比较突出犹如子宫肌瘤。如直肠有较多病变时,可触及一硬块,甚至误诊为直肠癌。

四、诊断

(一)病史

凡育龄妇女有继发性痛经进行性加重和不孕史、性交痛、月经紊乱等病史者,应仔细询问痛经出现的时间、程度、发展及持续时间等。

(二)体格检查

(1)妇科检查(三合诊)扪及子宫后位固定、盆腔内有触痛性结节或子宫旁有不活动的囊性包块,阴道后穹隆有紫蓝色结节等。

(2)其他部位的病灶如脐、腹壁瘢痕、会阴侧切瘢痕等处,可触及肿大的结节,经期明显。

临床上单纯根据典型症状和准确的妇检可以初步诊断 50％左右的 EMT,但大约有 25％的病例无任何临床症状,尚需借助下列辅助检查,特别是腹腔镜检查和活组织检查才能最后确诊。

(三)影像学检查

1.超声检查

超声检查可应用于各型内异症,通常用于Ⅲ～Ⅳ期的患者,是鉴别卵巢子宫内膜异位囊肿、直肠阴道隔 EMT 和子宫腺肌病的重要手段。巧克力囊肿一般直径为 5～6 cm,直径大于 10 cm 的囊肿较少,其典型的声像图特征有以下几点。

(1)均匀点状型:囊壁较厚,囊壁为结节状或粗糙回声,囊内布满均匀细小颗粒状的反光点。

(2)混合型:囊内大部分为无回声区,可见片状强回声或小光团,但均不伴声影。

(3)囊肿型:囊内呈无回声的液性暗区,多孤立分布,但与卵巢单纯性囊肿难以区分。

(4)多囊型:包块多不规则,其间可见隔反射,分成多个大小不等的囊腔,各囊腔内回声不一致。

（5）实体型：内呈均质性低回声或弱回声。

2.磁共振（MRI）检查

磁共振（MRI）对卵巢型、深部浸润型、特殊部位内异症的诊断和评估有意义，但在诊断中的价值有限。

（四）CA125 值测定

血清 CA125 浓度变化与病灶的大小和病变的严重程度呈正相关。CA125 大于等于 35 U/mL 为诊断 EMT 的标准，临床上可以辅助诊断并可监测疾病的转归和评估疗效。由于 CA125 在不同的疾病间可发生交叉反应，使其特异性降低而不能单独作为诊断和鉴别诊断的指标。CA125 在监测内异症方面较诊断内异症更有价值。

在Ⅰ～Ⅱ期患者中，血清 CA125 水平正常或略升高，与正常妇女有相似之处，提示 CA125 阴性者亦不能排除内异症。而在Ⅲ～Ⅳ期有卵巢子宫内膜异位囊肿、病灶侵犯较深、盆腔广泛粘连者，CA125 值多升高，但一般不超过 200 U/mL。腹腔液 CA125 的浓度可直接反映 EMT 病情，其浓度较血清高出 100 多倍，临床意义比血清 CA125 大。CA125 结合抗子宫内膜抗体（EMAb）、B 超、CT 或 MRI 检查可提高诊断准确率。

（五）抗子宫内膜抗体（EMAb）

EMT 是一种自身免疫性疾病，因为在许多患者体内可以测出抗子宫内膜的自身抗体。EMAb 是 EMT 的标志抗体，其产生与异位子宫内膜的刺激及机体免疫内环境失衡有关。EMT 患者血液中 EMAb 水平升高，经促性腺激素释放激素类似物（GnRHa）治疗后，EMAb 水平明显降低。测定抗子宫内膜抗体对内异症的诊断与疗效观察有一定的帮助。

（六）腹腔镜检查

腹腔镜检查是诊断 EMT 的金标准，对于盆腔检查和 B 超检查均无阳性发现的不育或腹痛患者来说更是重要手段。在腹腔镜下对可疑病变进行活检，可以确诊和正确分期，对不孕的患者还可同时检查其他不孕的病因和进行必要的处理，如盆腔粘连分解术、输卵管通液及输卵管造口术等。

五、子宫内膜异位症的分期

（一）美国生殖学会子宫内膜异位症（RAFS）手术分期

目前，世界上公认并应用的子宫内膜异位症分期法是 RAFS 分期，即按病变部位、大小、深浅、单侧或双侧、粘连程度及范围,计算分值,定出相应期别。

(二)子宫内膜异位症的临床分期

1.Ⅰ期

不孕症未能找到不孕原因而有痛经者,或为继发痛经严重者。妇科检查后穹隆粗糙不平滑感,或骶韧带有触痛。B超检查无卵巢肿大。

2.Ⅱ期

后穹隆可触及小于1 cm的结节,骶韧带增厚,有明显触痛。两侧或一侧可触及小于5 cm肿块或经B超确诊卵巢增大者,附件与子宫后壁粘连,子宫后倾尚可活动。

3.Ⅲ期

后穹隆可触及大于1 cm的结节,骶韧带增厚或阴道直肠可触及结节,触痛明显,两侧或一侧附件可触及大于5 cm的肿块或经B超确诊附件肿物者。肿块与子宫后壁粘连较严重,子宫后倾活动受限。

4.Ⅳ期

后穹隆被块状硬结封闭,两侧或一侧附件可触及直径大于5 cm的肿块与子宫后壁粘连,子宫后倾活动受限,直肠或输尿管受累。

对Ⅰ期、Ⅱ期患者选用药物治疗,如无效时再考虑手术治疗。对Ⅲ期、Ⅳ期患者首选手术治疗,对Ⅳ期患者行保守手术治疗预后较差。对此类不孕患者建议在术前药物治疗2～3个月后再行手术,以期手术容易施行,并可较彻底清除病灶。

六、EMT 与不孕

在不孕患者中,30％～58％合并 EMT,在 EMT 患者中不孕症的发病率为25％～67％。EMT 合并不孕的患者治疗后3年累计妊娠率低于无 EMT 者,患内异症的妇女因男方无精子行人工授精,成功率明显低于无内异症的妇女。EMT 对生育的影响主要有以下因素。

(一)盆腔解剖结构改变

盆腔内 EMT 所产生的炎性反应及其所诱发的多种细胞因子和免疫反应,均可损伤腹膜表面,造成血管通透性增加,导致水肿、纤维素和血清渗出,经过一段时间后,发生盆腔内组织、器官粘连。其粘连的特点是范围大而致密,容易使盆腔内器官的解剖功能异常。一般 EMT 很少侵犯输卵管的肌层和黏膜层,故输卵管多为通畅。但盆腔内广泛粘连可导致输卵管变硬僵直,影响输卵管的蠕动,或卵巢与输卵管伞部隔离,从而影响卵母细胞的拣拾和受精卵的输送,严重者可导致输卵管阻塞。如卵巢周围的严重粘连或卵巢子宫内膜异位囊肿破坏正常卵巢组织,可妨碍卵子的排出。

(二)腹水对生殖过程的干扰

内异症患者腹水中的巨噬细胞数量增多且活力增强,不仅吞噬精子,还可释放白介素-1(IL-1)、白介素-2(IL-2)、肿瘤坏死因子(INF)等多种细胞因子,影响精子的功能和卵子的质量,不利于受精过程及胚胎着床。腹水中的巨噬细胞降低颗粒细胞分泌孕酮的功能,干扰卵巢局部的激素调节作用,使 LH 分泌异常、催乳素(PRL)水平升高、前列腺素(PG)含量增加,影响排卵的正常进行,可能导致黄体期缺陷(LPD)、未破裂卵泡黄素化综合征(LUFS)、不排卵等。临床发现 EMT 患者体外受精-胚胎移植(IVF-ET)的受精率降低。盆腔液中升高的 PG 可以干扰输卵管的运卵功能,并刺激子宫收缩,干扰着床和使自然流产率升高达 50%。

七、EMT 治疗

国际子宫内膜异位症学术会议(WEC)曾总结提出对于 EMT,腹腔镜、卵巢抑制、三期疗法、妊娠、助孕是最好的治疗。中国研究者又明确提出内异症的规范化治疗应达到 4 个目的:减灭和去除病灶,缓解和消除疼痛,改善和促进生育,减少和避免复发。

治疗时主要考虑的因素:①年龄;②生育要求;③症状的严重性;④既往治疗史;⑤病变范围;⑥患者的意愿。

(一)有生育要求的内异症治疗方案

对有生育要求的内异症患者,应首先行子宫输卵管造影(HSG),输卵管通畅者,可先采用抑制子宫内膜异位病灶有效的药物,如避孕药、孕三烯酮或 GnRHa 等药物 3～6 个周期,然后给予促排卵治疗;对排卵正常但不能受孕者应行腹腔镜检查,以明确有无盆腔粘连或引起不孕的其他盆腔因素。若 HSG 提示病变累及输卵管影响输卵管通畅性或功能,则应行腹腔镜检查确诊病因,在检查的同时完成盆腔粘连分离、异位病灶去除及输卵管矫正手术。EMT 患者手术后半年为受孕的黄金时期,术后 1 年以上获得妊娠的机会大大下降。

有研究者认为对 EMT Ⅰ～Ⅱ期不孕患者,首选手术治疗,在无广泛病变或经手术重建盆腔解剖结构后,此时期盆腔内环境最有利于受精,子宫内膜的容受性也最高,应积极促排卵尽早妊娠或促排卵后行人工授精(IUI)3 个周期,仍未成功则行体外受精(IVF)。对Ⅲ～Ⅳ期内异症不孕患者手术后短期观察或促排卵治疗,如未妊娠,直接 IVF 或注射长效 GnRHa 2～3 支后行IVF-ET。对病灶残留,内异症生育指数评分低者,术后可用 GnRHa 治疗 3 周期后行 IVF。

(二)无生育要求的治疗方案

对于无生育要求的内异症患者,治疗并控制病灶,以最简便、最小的代价来提高生活质量。治疗方法可分为手术治疗、药物治疗、介入治疗、中药治疗等。手术是第一选择,腹腔镜手术为首选。手术可以明确诊断,确定病变程度、类型、活动状态,进行切除、减灭病变,分离粘连,减轻症状,减少或预防复发。

子宫腺肌病症状较严重者,一般需行次全子宫切除或子宫全切术。年轻且要求生育者,如病灶局限,可考虑单纯切除病灶,缓解症状,提高妊娠率,但子宫腺肌病的病灶边界不清又无包膜,故不宜将其全部切除,因此复发率较高。疼痛较轻者,可以药物治疗。

(三)手术治疗

手术的目的是切除病灶、恢复解剖。手术又分为保守性手术、半保守性手术及根治性手术。

1.保守性手术

保留患者的生育功能,手术尽量切除肉眼可见的病灶、剔除囊肿及分离粘连。适合年龄较轻、病情较轻又有生育要求者。

2.根治性手术

切除全子宫及双附件,以及所有肉眼可见的病灶。适合年龄 50 岁以上、无生育要求、症状重或者内异症复发经保守手术或药物治疗无效者。

3.半保守性手术

切除子宫,但保留卵巢。主要适合无生育要求、症状重或者复发经保守手术或药物治疗无效,但年龄较轻希望保留卵巢内分泌功能者。

手术后的复发率取决于病情的严重程度及手术的彻底性。彻底切除或剥除病灶后 2 年复发率大约为 21.5%,5 年复发率为 40%～50%。手术后使用 GnRHa 类药物可用于治疗切除不完全的内异症患者的疼痛,尤其是重度内异症者术后盆腔痛。对于术后想受孕的患者可以不使用该类药物,因为这并不能提高受孕率,而且还会因治疗耽搁怀孕。术后使用促排卵药物,争取术后早日怀孕。如果术后需要使用GnRH-a 类药物,注射第 3 支后 28 天复查 CA125 及 CA199,CA125 降至 15 U/mL 以下,CA199 降至20 U/mL 以下,待月经复潮后可行 IUI 或 IVF-ET。

(四)药物治疗

药物治疗的目的是改善妊娠环境,获得妊娠和止痛。

1.假孕疗法

长期持续口服高剂量的雌、孕激素,抑制垂体促性腺激素(Gn)及卵巢性激素的分泌,造成无周期性的低雌激素状态,使患者产生一种高雄激素性的闭经,其所发生的变化与正常妊娠相似,故称为假孕疗法。各种口服避孕药和孕激素均可用来诱发假孕。

(1)口服避孕药:低剂量高效孕激素和炔雌醇的复合片,抑制排卵,下调细胞增殖,加强在位子宫内膜细胞凋亡,可有效安全地治疗 EMT 患者的痛经。长期连续或循环地使用是可靠的手术后用药,可避免或减少复发。通过阴道环给予雌、孕激素的方式治疗 EMT 相关疼痛效果及依从性良好。近年国外研究认为,避孕药疗效不差于 GnRHa,且经济、便捷、不良反应小,可作为术后的一类用药。

用法:每天 1 片,连续服 9～12 个月或 12 个月以上。服药期间如发生阴道突破性出血,每天增加 1 片直至闭经。

(2)孕激素类:①地诺孕素是一种睾酮衍生物,仅结合于孕激素受体以避免雌激素、雄激素或糖皮质激素活性带来的不良反应。在改善 EMT 相关疼痛方面,地诺孕素与 GnRHa 疗效相当。每天口服 2 mg,连续使用 52 周,对骨密度影响轻微。其安全耐受性很好,对血脂、凝血、糖代谢影响很小。给药方便,疗效优异,不良反应轻微。作为保守手术后的用药值得推荐。②炔诺酮 5～7.5 mg/d(每片0.625 mg),或醋酸甲羟孕酮(MPA)20～30 mg/d(每片 2 mg),连服 6 个月。如用药期间出现阴道突破性出血,可每天加服戊酸雌二醇片 1 mg,或己烯雌酚 0.25～0.5 mg。

由于炔诺酮、醋酸甲羟孕酮类孕激素疗效短暂,妊娠率低,复发率高,现临床上已较少应用。

2.假绝经疗法

使用药物阻断下丘脑 GnRHa 和垂体 Gn 的合成和释放,直接抑制卵巢激素的合成,以及有可能与靶器官性激素受体相结合,导致 FSH 和 LH 值低下,从而使子宫内膜萎缩,导致短暂闭经。不像绝经期后 FSH 和 LH 升高,故名假绝经疗法。常用药物有达那唑、孕三烯酮等。

(1)达那唑:是一种人工合成的 17α-乙炔睾酮衍生物,抑制 FSH 和 LH 峰,产生闭经,并直接与子宫内膜的雄激素和孕激素的受体结合,导致异位内膜腺体和间质萎缩、吸收而痊愈。

用法:月经第 1 天开始口服,每天 600~800 mg,分 2 次口服,连服 6 个月。或使用递减剂量,300 mg/d 逐渐减至 100 mg/d 的维持剂量,作为 GnRHa 治疗后的维持治疗,治疗 1 年,能有效维持盆腔疼痛的缓解。

达那唑宫内节育器能有效缓解 EMT 有关的疼痛症状,且无口服时的不良反应。达那唑阴道环给药系统有效治疗深部浸润型 EMT 的盆腔疼痛,不良反应非常少见,可以作为术后长期维持治疗。

(2)孕三烯酮:是 19-去甲睾酮衍生物,有雄激素和抗雌孕激素作用,作用机制类似达那唑,疗效优于达那唑,不良反应较达那唑轻。其耐受性、安全性及疗效不如 GnRHa。

用法:月经第 1 天开始口服,每周 2 次,每次 2.5 mg,连服 6 个月。

3.其他药物

(1)三苯氧胺(他莫昔芬,TAM):是一种非甾体类的雌激素拮抗剂,可与雌激素竞争雌激素受体,降低雌激素的净效应,并可刺激孕激素的合成,而起到抑制雌激素作用,能使异位的子宫内膜萎缩,造成闭经,并能缓解因内异症引起的疼痛等症状。但 TAM 治疗中又可出现雌激素样作用,长期应用可引起子宫内膜的增生,诱发卵巢内膜囊肿增大。

用法:每天 20~30 mg,分 2~3 次口服,连服 3~6 个月。

(2)米非司酮:能与孕酮受体及糖皮质激素受体结合,下调异位和在位内膜的孕激素受体含量并抑制排卵,造成闭经,促进 EMT 病灶萎缩,疼痛缓解。

用法:月经第 1 天开始口服,每天 10~50 mg,连服 6 个月。

(3)有前景的药物:芳香化酶抑制剂类,如来曲唑、GnRHa-A 类药物西曲瑞克、基质金属蛋白酶抑制剂及抗血管生成治疗药物等。

4.免疫调节治疗

EMT 是激素依赖性疾病,性激素抑制治疗已广泛应用于临床并取得了一定的短期疗效,包括达那唑、GnRHa 和口服避孕药等。但是高复发率及长期使用产生的药物严重不良反应影响了后续治疗。研究表明 EMT 的形成和发展有免疫系统的参与,包括免疫监视的缺失,子宫内膜细胞对凋亡和吞噬作用的抵抗以及对子宫内膜细胞有细胞毒性作用的 NK 细胞活性的降低。因此,免疫调节为 EMT 治疗开辟了新的途径。目前,以下几种药物在 EMT 治疗研究中获得了初步疗效。

(1)己酮可可碱:己酮可可碱是一种磷酸二酯酶抑制剂,既可以影响炎症调节因子的产生,也可以调节免疫活性细胞对炎症刺激的反应,近年来被认为可能对 EMT 有效而成为 EMT 免疫调节治疗的研究重点。己酮可可碱可以通过提高细胞内的环磷腺苷水平来减少炎症细胞因子的产生或降低其活性,如肿瘤坏死因子 α(TNF-α)。此外还具有抑制 T 淋巴细胞和 B 淋巴细胞活化,降低 NK 细胞活性,阻断白细胞对内皮细胞的黏附等作用。研究发现己酮可可碱可以调节 EMT 患者腹膜环境的免疫系统功能,减缓子宫内膜移植物的生长,逆转过度活化的巨噬细胞,有效改善 EMT 相关的不孕。己酮可可碱不抑制排卵,对孕妇是安全的,适用于治疗与 EMT 相关的不孕症。

手术后使用己酮可可碱治疗轻度 EMT,800 mg/d,12 个月的妊娠率从 18.5% 提高到 31%,可以明显减轻盆腔疼痛。但也有研究认为其并不能明显改善轻度到重度 EMT 患者的妊娠率,不能降低术后复发率。

(2)抗 TNF-α 治疗药物:TNF-α 是一种促炎症反应因子,是活化的巨噬细胞的主要产物,与 EMT 的形成和发展有关。EMT 患者腹腔液中 TNF-α 水平增高,并且其水平与 EMT 的严重程度相关。抗 TNF-α 治疗除了阻断 TNF-α 对靶细胞的作用外,还包括抑制 TNF-α 的产生。该类药物有己酮可可碱、英夫利昔单抗、依那西普、重组人 TNF 结合蛋白 I 等。

(3)干扰素-α2b:干扰素-α 能刺激 NK 细胞毒活性,并可促使 CD8 细胞表达。无论在体外实验或动物模型中,干扰素-α2b 对于 EMT 的疗效均已得以证实。

(4)白介素-12(IL-12):IL-12 的主要作用是调节免疫反应的可适应性。IL-12可以作用于 T 淋巴细胞和 NK 细胞,从而诱导其他细胞因子的产生。其中产生的干扰素-γ 可以进一步增强 NK 细胞对子宫内膜细胞的细胞毒性作用,以及促进辅助性 T 淋巴细胞反应的产生。小鼠腹腔内注射 IL-12 明显减小异位子宫内膜病灶的表面积和总重量。但目前缺乏临床试验证实其疗效。

(5)中药:中医认为扶正固本类中药多有免疫促进作用,有促肾上腺皮质功能及增强网状内皮系统的吞噬作用,增加 T 淋巴细胞的比值。活血化瘀类中药对体液免疫与细胞免疫均有一定的抑制作用,不仅能减少已生成的抗体,而且还抑制抗体形成,对已沉积的抗原抗体复合物有促进吸收和消除的作用,还有抗感染、降低毛细血管通透性等作用。由丹参、莪术、三七、赤芍等组方的丹莪妇康煎具有增强细胞免疫和降低体液免疫的双向调节作用,疗效与达那唑相似。由柴胡、丹参、赤芍、莪术、五灵脂组方的丹赤饮使 33% 的 EMT 患者局部体征基本消失,NK 细胞活性升高。但是中药的具体免疫调节作用尚缺乏实验室证据的支持,且报道的临床疗效可重复性不强。

5.左炔诺孕酮宫内缓释系统(LNG-IUS,商品名曼月乐)

LNG-IUS 直接减少病灶中的 E_2 受体,使 E_2 的作用减弱导致异位的内膜萎缩,子宫动脉阻力增加,减少子宫血流量,减少子宫内膜中前列腺素的产生,明显减少月经量,改善 EMT 患者的盆腔疼痛,缓解痛经症状。与 GnRHa 相比,LNG-IUS 缓解 EMT 患者痛经疗效相当,减少术后痛经复发。不增加心血管疾病风险,且降低血脂,不引起低雌激素症状,没有减少骨密度的严重不良反应,可长期应用。不规则阴道流血发生率高于 GnRHa。如果 EMT 患者需要长期治疗,可优先选择 LNG-IUS,在提供避孕的同时,是治疗子宫内膜异位症、子宫腺肌病和慢性盆腔痛的有效、安全、便捷的治疗手段之一,尤其适用于合并有子宫腺肌病的 EMT 患者的长期维持治疗。

曼月乐含 52 mg 左炔诺孕酮,每天释放 20 μg,可有效使用 5 年。

放置曼月乐一般选择在月经的 7 天以内,如果更换新的曼月乐可以在月经周期的任何时间。早孕流产后可以立即放置,产后放置应推迟到分娩后 6 周。

6.促性腺激素释放激素激动剂(GnRHa)

GnRHa 是目前最受推崇、最有效的子宫内膜异位症治疗药物。连续使用 GnRHa 可下调垂体功能,造成药物暂时性去势及体内 Gn 水平下降、低雌激素状态:由于卵巢功能受抑制,产生相应低雌激素环境,使内异症病灶消退。目前常用的有长效制剂如进口的曲普瑞林、戈舍瑞林、布舍瑞林等,国产的长效制剂有亮丙瑞林,短效制剂如丙氨瑞林。

(1)用法:长效制剂于月经第 1 天开始注射,每 28 天注射 1/2～1 支,注射 3～6 支,最多不超过 6 支。

(2)不良反应:主要为雌激素水平降低所引起的类似围绝经期综合征的表现,如潮热、多汗、血管舒缩不稳定、乳房缩小、阴道干燥等反应,占 90% 左右,一般不影响继续用药。严重雌激素减少,E_2 小于734 pmol/L,可增加骨中钙的吸收,而发生骨质疏松。

(3)反向添加疗法(Add-back):指联合应用 GnRHa 及雌、孕激素,使体内雌激素水平达到所谓"窗口剂量",既不影响内异症的治疗,又可最大限度地减轻低雌激素的影响。其目的是减少血管收缩症状及长期使用 GnRHa 对于骨密度的损害。可以用雌、孕激素的联合或序贯方法。

应用 GnRHa 3 个月后,联合应用以下药物:①GnRHa＋戊酸雌二醇片 1～2 mg/d＋醋酸甲羟孕酮 2～4 mg/d;②GnRHa＋戊酸雌二醇片1～2 mg/d＋炔诺酮 5 mg/d。③GnRHa＋利维爱 2.5 mg/d。

雌二醇阈值窗口概念：血清 E_2 在 110～146 pmol/L 为阈值窗口，在窗口期内可不刺激 EMT 病灶生长，亦能满足骨代谢和血管神经系统对雌激素的需求，故可适当添加激素维持雌激素阈值水平，减少不良反应。适当的反加不影响 GnRHa 疗效，且有效减少不良反应，延长用药时间。

（4）GnRHa 反减治疗：以往采用 GnRHa 先足量再减量方法，近年来有更合理的长间歇疗法，延长 GnRH-a 用药间隔时间至 6 周一次，共用 4 次，亦能达到和维持有效低雌激素水平，是经济有效且减少不良反应的给药策略，但其远期复发率有待进一步研究。

（五）药物与手术联合治疗

手术治疗可恢复正常解剖关系，去除病灶并同时分离粘连，但严重的粘连使病灶不能彻底清除，显微镜下和深层的病灶无法看到，术后的并发症有时难以避免。手术后的粘连是影响手术效果、导致不孕的主要原因。药物治疗虽有较好的疗效，但停药后短期内病变可能复发，致密的粘连妨碍药物到达病灶内而影响疗效。根据病情程度在手术前后药物治疗。术前应用 GnRHa，在低雌激素作用下，腹腔内充血减轻，毛细血管充血和扩张均不明显，使粘连易于分离，卵巢异位瘤易于剥离，有利于手术的摘除，还可预防术后粘连形成。术后用 1～2 个月的药物，可以抑制手术漏掉的病灶，预防手术后的复发。

八、EMT 的复发与处理

内异症复发指手术和规范药物治疗，病灶缩小或消失及症状缓解后，再次出现临床症状且恢复至治疗前水平或加重，或再次出现子宫内膜异位病灶。内异症总体的复发率高达 50％以上，作为一种慢性活动疾病，无论给予什么治疗，患者总处于复发的危险之中，特别是年轻的、保守性手术者。实际上，难以区分疾病的再现或复发，还是再发展或持续存在，更难界定治疗后多长时间再出现复发。无论何种治疗都很难将异位灶清除干净，尤其是药物治疗。复发的生物学基础是异位内膜细胞可以存活并有激素的维持。这种异位灶可以很"顽强"，经过全期妊娠，已经萎缩的异位种植可能在产后 1 个月复发。亦有报道在经过卵巢抑制后 3 个星期，仅在激素替代 3 天即可再现病灶。复发的主要表现是疼痛以及结节或包块的出现，80％于盆腔检查即可得知，超声扫描、血清 CA125 检查可助诊，最准确的复发诊断是腹腔镜检查。一般以药物治疗的复发率为高，1 年的复发率是 51.6％。保守性手术的每年复发率是 13.6％，5 年复发率是40％～50％；

EMT 复发的治疗基本遵循初治原则,但应个体化。如药物治疗后痛经复发,应手术治疗。手术后内异症复发可先用药物治疗,仍无效者应考虑手术治疗。如年龄较大、无生育要求且症状严重者,可行根治性手术。对于有生育要求者,未合并卵巢子宫内膜异位囊肿者,给予 GnRHa 3 个月后进行 IVF-ET。卵巢子宫内膜异位囊肿复发可进行手术或超声引导下穿刺,术后给予 GnRHa 3 个月后进行 IVF-ET。

第二节　子宫腺肌病

子宫腺肌病是指子宫内膜向肌层良性浸润并在其中弥散性生长,其特征是在子宫肌层中出现异位的内膜和腺体,伴有周围肌层细胞的代偿性肥大和增生。本病 20%～50% 合并子宫内膜异位症,约 30% 合并子宫肌瘤。

目前子宫腺肌病的发病有逐渐增加的趋势,其治疗的方法日趋多样化,治疗方法的选择应在考虑患者年龄、生育要求、临床症状的严重程度、病变部位与范围、患者的意愿等的基础上确定。

一、临床特征

(一)病史特点

(1)详细询问相关的临床症状,如经量增多和进行性痛经。

(2)家族中有无相同病史。

(3)医源性因素所致子宫内膜创伤,如多次分娩、习惯性流产、人工流产、宫腔操作史。

(二)症状

子宫腺肌病的症状不典型,表现多种多样,没有特异性。约 35% 的子宫腺肌病无临床症状,临床症状与病变的范围有关。

1.月经过多

月经过多占 40%～50%,一般出血与病灶的深度呈正相关,偶尔也有小病变月经过多者。

2.痛经

逐渐加剧的进行性痛经,痛经常在月经来潮的前一周就开始,至月经结束。

15%～30%的患者有痛经,疼痛的程度与病灶的多少有关,约 80%的痛经者为子宫肌层深部病变。

3.其他症状

部分患者可有未明原因的月经中期阴道流血及性欲减退,子宫腺肌病不伴有其他不孕疾病时,一般对生育无影响,伴有子宫肌瘤时可出现肌瘤的各种症状。

(三)体征

妇科检查可发现子宫呈均匀性增大或有局限性结节隆起,质地变硬,一般不超过孕 12 周子宫的大小。近月经期检查,子宫有触痛。月经期由于病灶充血、水肿及出血,子宫可增大,质地变软,压痛较平时更为明显。月经期后再次妇科检查发现子宫有缩小,这种周期性出现的体征改变为诊断本病的重要依据之一。合并盆腔子宫内膜异位症时,子宫增大、后倾、固定、骶骨韧带增粗,或直肠子宫陷凹处有痛性结节等。

二、辅助检查

(一)实验室检查

1.血常规
明确有无贫血。

2.CA125
子宫腺肌病患者血 CA125 水平明显升高,阳性率达 80%,CA125 在监测疗效上有一定价值。

(二)影像学检查

1.B 超检查
B 超为子宫腺肌病的常规诊断手段,图像特点如下。

(1)子宫呈均匀性增大,轮廓尚清晰。

(2)子宫内膜线可无改变,或稍弯曲。

(3)子宫切面回声不均匀,有时可见大小不等的无回声区。

2.MRI 检查
MRI 为目前诊断子宫腺肌病最可靠的无创伤性诊断方法,可以区别子宫肌瘤和子宫腺肌病,并可诊断两者同时并存,对决定处理方法有较大帮助,在发达国家中广泛应用。图像特征如下。

(1)子宫增大,外缘尚光滑。

（2）T₂WI 显示子宫的正常解剖形态扭曲或消失。

（3）子宫后壁明显增厚，结合带厚度大于 8 mm。

（4）T₂WI 显示子宫壁内可见一类似结合带的低信号肿物，与稍高信号的子宫肌层边界不清，类似于结合带的局灶性或广泛性增宽，其中可见局灶性的大小不等斑点状高信号区，即为异位的陈旧性出血灶或未出血的内膜岛。

（三）其他

1.宫腔镜检查

子宫腔增大，有时可见异常腺体开口，并可排除子宫内膜病变。

2.腹腔镜检查

见子宫均匀增大，前后径增大更明显，子宫较硬，外观灰白或暗紫色，有时浆膜面见突出紫蓝色结节。

3.肌层针刺活检

诊断的准确性依赖于取材部位的选择、取材次数及病灶的深度和广度，特异性较高，但敏感性较低，而且操作困难，在临床上少用。

三、诊断

子宫腺肌病的诊断一般并不难，最主要的困难在于与子宫肌瘤等疾病的鉴别诊断。子宫腺肌病与子宫肌瘤均是常见的妇科疾病，两种病变均发生在子宫，发病年龄相仿，多见于 30～50 岁的育龄妇女，临床上容易互相混淆。一般来说子宫腺肌病突出症状是继发性逐渐加重的痛经，子宫肌瘤的突出症状却为月经过多及不规则出血，子宫腺肌病时子宫也有增大，但很少超过妊娠 3 个月子宫大小。

四、治疗

（一）治疗原则

由于子宫腺肌病的难治性，目前尚不能使每位患者均获得满意的疗效，应根据患者的年龄、生育要求和症状，实施个体化的多种手段的联合治疗策略。

（二）药物治疗

药物治疗子宫腺肌病近期疗效明显，但只是暂时性的，停药后症状体征常很快复发，对年轻有生育要求，近绝经期者或不接受手术治疗者可试用达那唑、孕三烯酮或促性腺激素释放激素类似物（GnRHa）等。

1.达那唑

达那唑适用于轻度及中度子宫腺肌病痛经患者。

用法:月经第 1 天开始口服 200 mg,2～3 次/天,持续用药 6 个月。若痛经不缓解或未闭经,可加至 4 次/天。疗程结束后约 90％症状消失。停药后 4～6 周恢复月经及排卵。

不良反应:有恶心、头痛、潮热、乳房缩小、体重增加、性欲减退、多毛、痤疮、声音改变、皮脂增加、肌痛性痉挛等。但发生率低,且症状多不严重。

2.孕三烯酮

19-去甲睾酮的衍生物,有抗雌激素和抗孕激素作用,不良反应发生率同达那唑,但程度略轻。

用法:每周用药 2 次,每次 2.5 mg,于月经第 1 天开始服用,6 个月为 1 个疗程。因为用药量小,用药次数少,其应用近年来增多。孕三烯酮治疗轻症子宫腺肌病具有很好的效果,可达治愈目的,从而可防止其发展为重症子宫肌腺病,减少手术及术后并发症,提高患者生活质量。

3.促性腺激素释放激素激动剂(GnRHa)

其为人工合成的十肽类化合物,能促进垂体细胞分泌黄体生成激素(LH)和卵泡刺激素(FSH),长期应用对垂体产生降调作用,可使 LH 和 FSH 分泌急剧减少。有研究表明子宫腺肌病导致不孕与化学和免疫等因素有关,而 GnRHa 有调节免疫活性的作用,且使子宫大小形态恢复正常,从而改善了妊娠率。但 GnRHa 作用是可逆性的,故对子宫腺肌病合并不孕的治疗在停药后短期内不能自行受孕者,应选择辅助生殖技术。

4.其他药物

(1)孕激素受体拮抗剂:米非司酮为人工合成 19-去甲基睾酮衍生物,具有抗孕激素及抗皮质激素的活性。用法为米非司酮 10 mg 口服 1 次/天,连续 3 个月,治疗后患者停经,痛经消失,子宫体积明显缩小,不良反应少见。年轻患者停药后复发率高于围绝经期患者,复发者进行长期治疗仍有效。

(2)左旋 18 炔诺孕酮:依伴侬(Norplant)为左旋 18 炔诺孕酮皮下埋植剂,可治疗围绝经期子宫腺肌病,治疗后虽子宫体积无明显缩小,但痛经缓解率达100％。缓释左旋 18 炔诺孕酮宫内节育器(LNG-IUS,曼月乐),国内外报道用 LNG-IUS 治疗子宫腺肌病痛经及月经过多有一定效果。

(3)短效口服避孕药:临床研究显示,长期服用短效避孕药可使子宫内膜和异位内膜萎缩,缓解痛经,减少经量,降低子宫内膜异位症的复发率。但是复方口服避孕药存在不良反应,服用后患者可出现点滴出血或突破性出血、乳房触痛、头痛、体重改变、恶心和呕吐等胃肠道反应及情绪改变等不良反应,长期应用有血栓性疾病和心血管疾病风险。因此,复方口服避孕药的使用应综合各方面情况进行个体化用药,以使患者获得最大益处。目前国内外还没有关于该疗法用于子宫腺肌病治疗效果大样本的评价。

(4)孕激素:孕激素作用基于子宫内膜局部高剂量的孕酮,可引起蜕膜样变,上皮萎缩及产生直接的血管改变,使月经减少,甚至闭经。目前国外研究显示,地屈孕酮是分子结构最接近天然孕酮的一种孕激素,并具有更高的口服生物利用度。地屈孕酮是一种口服孕激素,可使子宫内膜进入完全的分泌相,从而可防止由雌激素引起的子宫内膜增生和癌变风险。地屈孕酮可用于内源性孕激素不足的各种疾病,它不产热,且对脂代谢无影响;极少数患者可出现突破性出血,一般增加剂量即可防止。地屈孕酮也可能发生其他发生在孕激素治疗中的不良反应,如轻微出血、乳房疼痛,肝功能损害极为少见。目前国内外尚无使用地屈孕酮治疗子宫腺肌病的大型随机对照试验。

(三)手术治疗

药物治疗无效或长期剧烈痛经时,应行手术治疗。手术治疗包括根治手术(子宫切除术)和保守手术。

1.子宫切除术

子宫切除术是主要的治疗方法,也是唯一循证医学证实有效的方法,可以根治痛经和/或月经过多,适用于年龄较大、无生育要求者。近年来,阴式子宫切除术应用日趋增多,单纯子宫腺肌病子宫体积多小于12孕周子宫大小,行阴式子宫切除多无困难。若合并有内异症,有卵巢子宫内膜异位囊肿或估计有明显粘连,可行腹腔镜子宫切除术。虽然有研究表明腺肌病的子宫有稍多于10%病变可累及宫颈,但也有研究表明腺肌病主要见于子宫体部,罕见于宫颈部位,只要保证切除全部子宫下段,仍可考虑行子宫次全切除术。

2.保守性手术

子宫腺肌病病灶挖除术、子宫内膜去除术和子宫动脉栓塞术都属于保留生育功能的方法。腹腔镜下子宫动脉阻断术和病灶消融术(使用电、射频和超声等能减少子宫腺肌病量),近年来的报道逐渐增多,但这些手术的效果均有待于寻求医学研究证实。

(1)子宫腺肌病病灶挖除术:适用于年轻、要求保留生育功能的患者。子宫腺肌瘤一般能挖除干净,可以明显地改善症状、增加妊娠机会。对局限型子宫腺肌病可以切除大部分病灶,缓解症状。虽然弥散型子宫腺肌病做病灶大部切除术后妊娠率较低,但仍有一定的治疗价值。术前使用GnRHa治疗3个月,可以缩小病灶利于手术。做病灶挖除术的同时还可做子宫神经去除术或子宫动脉阻断术以提高疗效。

（2）子宫内膜去除术：近年来,有报道在宫腔镜下行子宫内膜去除术治疗子宫腺肌病,术后患者月经量明显减少,甚至闭经,痛经好转或消失,对伴有月经过多的轻度子宫腺肌病可试用。子宫内膜切除术虽可有效控制月经过多及痛经症状,但对深部病灶治疗效果较差。远期并发症常见的为宫腔粘连、宫腔积血、不孕、流产、早产等。

（3）子宫动脉栓塞术（UAE）：近期效果明显,月经量减少约50％,痛经缓解率达90％以上,子宫及病灶体积缩小显著,彩色超声显示子宫肌层及病灶内血流信号明显减少,该疗法对要求保留子宫和生育功能的患者具有重大意义。但UAE治疗的某些并发症尚未解决,远期疗效尚待观察,对日后生育功能的影响还不清楚,临床应用仍未普及,还有待于进一步积累经验。

（4）子宫病灶电凝术：通过子宫病灶电凝可引起子宫肌层内病灶坏死,以达到治疗的目的。但病灶电凝术中很难判断电凝是否完全,因此不如手术切除准确,子宫肌壁电凝术后病灶被瘢痕组织所代替,子宫壁的瘢痕宽大,弹性及强度降低,故术后子宫破裂风险增加。

（5）盆腔去神经支配治疗：近年来国外研究者采用开腹或腹腔镜下骶前神经切除术及子宫神经切除术治疗原发及继发性痛经,取得了较好效果。

（6）腹腔镜下子宫动脉阻断术：子宫动脉结扎治疗子宫腺肌病的灵感来源于子宫动脉栓塞治疗子宫腺肌病的成功经验,但该术式目前应用的病例不多。由于疼痛不能得到完全缓解,多数患者对手术效果并不满意。

五、预后与随访

（一）随访内容

通常包括患者主诉、疼痛评价、妇科检查、超声检查、血清CA125检测,如果是药物治疗者,需要检查与药物治疗相关的内容,如肝功能、骨密度等。

（二）预后

除非实施了子宫切除术,否则子宫腺肌病容易复发。因残留的内膜腺体而发生恶变的较少见,与子宫腺肌病类似的疾病如子宫内膜异位症,其恶变率国内报道为1.5％,国外报道为0.7％～1.0％,相比之下,子宫腺肌病发生恶变更为少见。

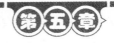

正常分娩

第一节 分娩动因

人类分娩发动的原因仍不清楚。目前认为人类分娩的发动是一种自分泌因子或旁分泌因子及子宫内组织分子信号相互作用的结果,使得子宫由静止状态成为活动状态,其过程牵涉复杂的生化和分子机制。

一、妊娠子宫的功能状态

妊娠期子宫可处于四种功能状态。

(一)静止期

在一系列抑制因子作用下,子宫肌组织在妊娠期95%的时间内处于功能静止状态。这些抑制因子包括孕激素、前列环素(PGI$_2$)、松弛素、一氧化氮(NO)、甲状旁腺素相关肽(PTH-rP)、降钙素相关基因肽、促肾上腺素释放激素(CRH)、血管活性肠肽及人胎盘催乳激素等,它们以不同方式增加细胞内的cAMP水平,继而减少细胞内钙离子水平并降低肌球蛋白轻链激酶(MLCK,肌纤维收缩所需激酶)的活性,从而降低子宫肌细胞的收缩性。试验证实胎膜可以产生抑制因子,通过旁分泌作用维持子宫静止状态。

(二)激活期

子宫收缩相关蛋白(CAP)基因表达上调,CAP包括缩宫素受体、前列腺素受体、细胞膜离子通道相关蛋白及细胞缝隙连接的重要组成元素结合素-43(connexin-43)等。细胞缝隙连接的形成是保证子宫肌细胞协调一致收缩的重要前提。

(三)刺激期

子宫对宫缩剂的反应性增高,在缩宫素、前列腺素(主要为 PGE_2 和 $PGF_{2\alpha}$)的作用下产生协调规律的收缩,娩出胎儿。

(四)子宫复旧期

这一时期缩宫素发挥主要作用。分娩发动主要是指子宫组织由静止状态向激活状态的转变。

二、妊娠子宫转向激活状态的生理变化

(一)子宫肌细胞缝隙连接增加

缝隙连接(gap junction,GJ)是细胞间的一种跨膜通道,可允许分子量<1 000的分子通过,如钙离子。缝隙连接可使肌细胞兴奋同步化,协调肌细胞的收缩活动,增强子宫收缩力,并可增加肌细胞对缩宫素的敏感性。妊娠早、中期细胞缝隙连接数量少,且体积小;妊娠晚期子宫肌细胞具有逐渐丰富的缝隙连接,并持续增加至整个分娩过程。缝隙连接的表达、降解及其多孔结构由激素调节,孕酮是缝隙连接形成的强大抑制剂,妊娠期主要通过孕酮抑制缝隙连接的机制维持了子宫肌的静止状态。

(二)子宫肌细胞内钙离子浓度增加

子宫肌细胞的收缩需要肌动蛋白、磷酸化的肌浆球蛋白和能量的供应。子宫收缩本质上是电位控制的,当动作电位传导至子宫肌细胞时,肌细胞发生去极化,胞膜上电位依赖的钙离子通道开放,细胞外钙离子内流入细胞内,降低静息电位,活化肌原纤维,进而诱发细胞收缩。故细胞内的钙离子浓度增加是肌细胞收缩不可缺少的。

三、妊娠子宫功能状态变化的调节因素

(一)母体内分泌调节

1.前列腺素类

长期以来认为前列腺素在人类及其他哺乳动物分娩发动中起了重要的作用。在妊娠任一阶段引产、催产或药物流产均可应用前列腺素发动子宫收缩;相反,给予前列腺素生物合成抑制剂可延迟分娩及延长引产的时间。临产前,蜕膜及羊膜含有大量前列腺素前身物质花生四烯酸、前列腺素合成酶及磷脂酶 A_2,促进释放游离花生四烯酸并合成前列腺素。$PGF_{2\alpha}$ 和 TXA_2 引起平滑肌收缩,如

血管收缩和子宫收缩。PGE_2、PGD_2 和 PGI_2 引起血管平滑肌松弛和血管扩张。PGE_2 在高浓度时可抑制腺苷酸环化酶或激活磷脂酶 C,增加子宫肌细胞内钙离子浓度,引起子宫收缩。子宫肌细胞内含有丰富的前列腺素受体,对前列腺素敏感性增加。前列腺素能促进肌细胞缝隙连接蛋白合成,改变膜通透性,使细胞内 Ca^{2+} 增加,促进子宫收缩,启动分娩。

2.缩宫素

足月孕妇用缩宫素成功引产已有很长历史,但缩宫素参与分娩发动的机制仍不完全清楚。缩宫素结合到子宫肌上的缩宫素受体,激活磷脂酶 C,从膜磷脂释放出三磷酸肌醇和二酯酰甘油,升高细胞内钙的水平,使子宫收缩;缩宫素能促进肌细胞缝隙连接蛋白的合成;此外,足月时缩宫素刺激子宫内前列腺素生物合成,通过前列腺素驱动子宫收缩。

3.雌激素和孕激素

人类在妊娠期处于高雌激素状态。妊娠末期,孕妇体内雌激素可增加缝隙连接蛋白和缩宫素受体合成;促进钙离子向细胞内转移;激活蜕膜产生大量细胞因子,刺激蜕膜及羊膜合成与释放前列腺素,促进宫缩及宫颈软化成熟。雌激素通过上述机制促进子宫功能状态转变。而在大多数哺乳动物,维持妊娠期子宫相对静止状态需要孕酮。孕酮可抑制子宫肌缝隙连接蛋白的形成。早在 20 世纪 50 年代就有学者提出,分娩时母体血浆内出现孕酮降低。现在认为分娩前雌/孕激素比值明显增高,或受体水平的孕酮作用下降可能与分娩发动有关。

4.内皮素

内皮素是子宫平滑肌的强诱导剂,子宫平滑肌内有内皮素受体。妊娠晚期在雌激素作用下,兔和鼠的子宫肌内皮素受体表达增加,但在人类中尚未肯定。孕末期,羊膜、胎膜、蜕膜及子宫平滑肌含有大量内皮素,能提高肌细胞内 Ca^{2+} 浓度,前列腺素合成,诱发宫缩;内皮素还能加强有效地降低引起收缩所需的缩宫素阈值。

5.血小板激活因子(platelet-activiting factor,PAF)

PAF 是一种强效的子宫收缩物质和产生前列腺素的刺激剂。随着临产发动,羊膜中 PAF 浓度增高。孕酮可增高子宫组织中的 PAF 乙酰水解酶,而雌激素及炎症细胞因子可降低此酶水平,这些研究提示宫内感染炎症过程使 PAF 增高,促进了子宫收缩。

(二)胎儿内分泌调节

研究显示,人类分娩信号也来源于胎儿。随着胎儿成熟,胎儿丘脑-垂体-肾上腺轴的功能逐渐建立,在促肾上腺皮质激素(ACTH)的作用下,胎儿肾上腺分泌的皮质醇和脱氢表雄酮(DHEA)增加,刺激胎盘的 17-α 水解酶减少孕激素的产生,并增加雌激素的生成,从而使雌激素/孕激素的比值增加;激活蜕膜产生大量细胞因子,如 IL-1、IL-6、IL-8、GCSF、TNF-α、TGF-β 及 EGF 等;还能通过加强前列腺素的合成和分泌,刺激子宫颈成熟和子宫收缩。孕激素生成减少而雌激素生成增加也促进子宫平滑肌缩宫素受体和缝隙连接的形成;同时还可促进钙离子向细胞内转移,加强子宫肌的收缩,促使分娩进行。

(三)母-胎免疫耐受失衡

从免疫学角度看,胎儿对母体而言是同种异体移植物,母体却对胎儿产生特异性的免疫耐受使妊娠得以维持。对母-胎免疫耐受机制有大量研究,提出的学说主要包括:① 主要组织相容性复合物 MHC-Ⅰ(major histocompatibility complex Ⅰ)抗原缺乏;②特异的 HLA-G 抗原(human leukocyte antigen G)表达;③Fas/FasL 配体系统的作用;④封闭抗体的作用;⑤Th$_1$/Th$_2$ 改变等。

一旦以上因素改变,引起母-胎间免疫耐受破坏,可导致母体对胎儿的排斥反应。研究发现,母体对胎儿的免疫反应是流产发生的主要原因之一。因此足月分娩中可能存在同样的机制,即由于母-胎间免疫耐受的解除,母体启动分娩,将胎儿排出。

四、机械性理论

尽管内分泌系统的变化及分子的相互作用在分娩发动中占有极其重要的地位,无可否认,其最终是通过影响子宫收缩来达到促使胎儿娩出的目的。故有人认为,随着妊娠的进展,子宫的容积不断增加,且胎儿的增长速度渐渐超过子宫的增大速度使得子宫内压不断增强;此外,在妊娠晚期,胎儿先露部分可以压迫到子宫的下段和宫颈。上述两部分因素使得子宫肌壁和蜕膜明显受压,肌壁上的机械感受器受刺激(尤其是压迫子宫下段和宫颈),这种机械性扩张通过交感神经传递至下丘脑,使得神经垂体释放缩宫素,引起子宫收缩。羊水过多、双胎妊娠容易发生早产是这一理论的佐证。但机械因素并不是分娩发动的始动因素。

第二节　决定分娩的动因

决定分娩的要素有四：即产力、产道、胎儿及精神因素。产力为分娩的动力，但受产道、胎儿及精神因素制约。产力可因产道及胎儿的异常而异常，或转为异常；产力也可受到产妇精神因素的直接影响，比如，产程开始后，由于胎位异常，宫缩表现持续微弱，或开始良好继而出现乏力；在产妇对分娩有较大的顾虑时，可能从分娩发动之初宫缩就表现为不规律或持续在微弱状态。骨盆大小、形状和胎儿大小、胎方位正常时，彼此不产生不良影响；但如果胎儿过大、某些胎儿畸形或胎位异常，或骨盆径线小于正常或骨盆畸形，则即便产力正常，仍可能导致难产。

一、产力

产力是分娩过程中将胎儿及其附属物逼出子宫的力量，包括宫缩（子宫收缩力）、腹压（腹壁肌肉及膈肌收缩力）和肛提肌收缩力。

（一）子宫收缩力

子宫收缩力是临产后的主要产力，贯穿于整个分娩过程中。临产后的宫缩能迫使宫颈管短缩直至消失，宫口扩张，胎先露部下降、胎儿和胎盘胎膜娩出。

临产后的正常宫缩具有以下特点。

1.节律性

节律性宫缩是临产的重要标志之一。正常宫缩是子宫体部不随意的、有节律的阵发性收缩。每次阵缩总是由弱渐强（进行期），维持一定时间（极期），随后由强渐弱（退行期），直至消失进入间歇期（图5-1），间歇期子宫肌肉松弛。阵缩如此反复出现，贯穿分娩全过程。

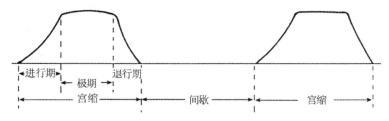

图 5-1　临产后正常节律性宫缩示意图

临产开始时,宫缩持续 30 秒,间歇期为 5～6 分钟。随着产程进展,宫缩持续时间逐渐增长,间歇期逐渐缩短。当宫口开全之后,宫缩持续时间可长达60秒,间歇期可缩短至 1～2 分钟,宫缩强度也随产程进展逐渐增加,子宫腔内压力于临产初期升高至 3.3～4.0 kPa(25～30 mmHg),于第一产程末可增至 4.3～8.0 kPa(40～60 mmHg),于第二产程可高达 13.3～20.0 kPa(100～150 mmHg),而间歇期宫腔压力仅为 0.8～1.6 kPa(6～12 mmHg)。宫缩时子宫肌壁血管及胎盘受压,致使子宫血流量减少,但于子宫间歇期血流量又恢复到原来水平,胎盘绒毛间隙的血流量重新充盈,这对胎儿十分有利。

2.对称性和极性

正常宫缩起自两侧子宫角部,以微波形式迅速向子宫底中线集中,左右对称,此为宫缩的对称性;然后以每秒约 2 cm 的速度向子宫下段扩散,约 15 秒均匀协调地遍及整个子宫,此为宫缩的极性(图 5-2)。

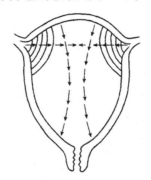

图 5-2　子宫收缩的对称性和极性

宫缩以宫底部最强、最持久,向下则逐渐减弱,子宫底部收缩力的强度几乎是子宫下段的两倍。这一子宫源性控制机制的基础是子宫肌中的起步细胞的去极化。

3.缩复作用

子宫体部的肌肉在宫缩时,肌纤维缩短、变宽,收缩之后,肌纤维虽又重新松弛,但不能完全恢复原状而是有一定程度的缩短,这种现象称为缩复作用或肌肉短滞。缩复作用的结果,使子宫体变短、变厚,使宫腔容积逐渐缩小,迫使胎先露不断下降,而子宫下段逐渐被拉长、扩张,并将子宫向外上方牵拉,颈管逐渐消失并展平。

(二)腹肌及膈肌收缩力(腹压)

腹肌及膈肌收缩力是第二产程时娩出胎儿的重要辅助力量。当宫口开全后,胎先露部已下降至阴道。每当宫缩时前羊水囊或胎先露部压迫盆底组织及直肠,反射性地引起排便感,产妇主动屏气,腹肌和膈肌收缩使腹压升高,促使胎儿娩出。腹压必须在第二产程尤其第二产程末期宫缩时运用最有效,过早用腹压不但无效,反而易使产妇疲劳和宫颈水肿,致使产程延长。在第三产程胎盘剥离后,腹压还可以促使胎盘娩出。

(三)肛提肌收缩力

在分娩过程中,肛提肌收缩力可促使胎先露内旋转。当胎头枕部露于耻骨弓下缘时,由于宫缩向下的产力和肛提肌收缩产生的阻力,两者的合力使胎头仰伸和胎儿娩出。

二、产道

产道是胎儿娩出的通道,分骨产道和软产道两部分。

(一)骨产道

骨产道是指真骨盆,其后壁为骶、尾骨,两侧为坐骨、坐骨棘、坐骨切迹及其韧带,前壁为耻骨联合。骨产道的大小、形状与分娩关系密切。骨盆的大小与形态对分娩有直接影响。因此对于分娩预测首先应该了解骨盆情况是否异常。

(1)骨盆各平面及其径线:骨盆平面包括骨盆入口平面、中骨盆平面和骨盆出口平面。

(2)骨盆轴:骨盆轴为连接骨盆各假想平面中点的曲线。

(3)骨盆倾斜度:骨盆倾斜度是指妇女直立时,骨盆出口平面与地平面所成的角度,一般为60°。

(4)骨盆类型:有时会对分娩过程产生重要影响。目前国际上仍沿用1933年考-莫氏分类法(Cardwell-Moloy classification)。按 X 线摄影的骨盆入口形态,将骨盆分为四种基本类型:女型、扁平型、类人猿型和男型(图 5-3)。但临床所见多为混合型。

(二)软产道

软产道是由子宫下段、宫颈、阴道和盆底软组织构成的管道。在分娩过程中需克服软产道的阻力。

1.子宫下段的形成

子宫下段由非孕时长约 1 cm 的子宫峡部形成。妊娠 12 周后,子宫峡部逐渐扩展成为子宫腔的一部分,妊娠末期逐渐被拉长形成子宫下段。临产后进一步拉长达 7～10 cm,肌层变薄成为软产道的一部分。由于肌纤维的缩复作用,子宫上段的肌壁越来越厚,下段的肌壁被牵拉越来越薄,由于子宫上下段肌壁的厚、薄不同,在子宫内面两者之交界处有一环形隆起,称为生理性缩复环(图 5-4)。

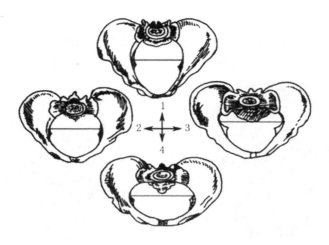

1.类人猿型骨盆;2.女性型骨盆;3.男性型骨盆;4.扁平型骨盆

图 5-3　骨盆类型

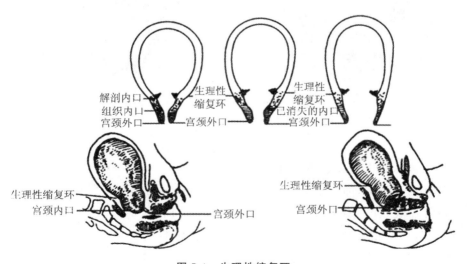

图 5-4　生理性缩复环

2.宫颈的变化

(1)宫颈管消失:临产前的宫颈管长约 2 cm,初产妇较经产妇稍长。临产后由于宫缩的牵拉及胎先露部支撑前羊水囊呈楔形下压,致使宫颈管逐渐变短直至消失,成为子宫下段的一部分。初产妇宫颈管消失于宫颈口扩张之前,经产妇因其宫颈管较松软,则两者多同时进行。

(2)宫口扩张:临产前,初产妇的宫颈外口仅容一指尖,经产妇则能容纳一指。临产后宫口扩张主要是宫缩及缩复向上牵拉的结果。此外前羊水囊的楔形下压也有助于宫颈口的扩张。胎膜多在宫口近开全时自然破裂,破膜后胎先露部直接压迫宫颈,扩张宫口的作用更明显。随着产程的进行,宫口开全(10 cm)时,妊娠足月的胎头方能娩出(图 5-5)。

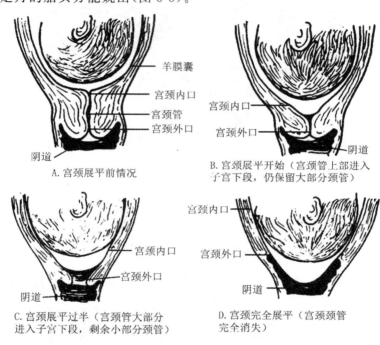

A.宫颈展平前情况

B.宫颈展平开始(宫颈管上部进入子宫下段,仍保留大部分颈管)

C.宫颈展平过半(宫颈管大部分进入子宫下段,剩余小部分颈管)

D.宫颈完全展平(宫颈颈管完全消失)

图 5-5　子宫下段形成和宫口扩张

3.骨盆底、阴道及会阴的变化

在分娩过程中,前羊水囊和胎先露部逐渐将阴道撑开,破膜后先露部下降直接压迫骨盆底,软产道下段形成一个向前弯的长筒,前壁短后壁长,阴道外口开向前上方,阴道黏膜皱襞展平使腔道加宽。肛提肌向下及向两侧扩展,肌束分开,肌纤维拉长,使 5 cm 厚的会阴体变成 2~4 mm 薄的组织,以利胎儿通过。阴道及骨盆底的结缔组织和肌纤维,于妊娠晚期增生肥大,血管变粗,血流丰富。于分娩时,会阴体虽然承受一定的压力,若保护不当,也容易造成撕裂。

三、胎儿

足月胎儿在分娩过程中必须为适应产道表现出一系列动作,使之能顺利通过产道这一特殊的圆柱形通道:骨盆入口呈横椭圆形,而在中骨盆及骨盆出口则呈前后椭圆形。在分娩过程中,胎头是最重要的因素,只要头能顺利通过产道,一般分娩可以顺利完成,除非胎儿发育过大,则肩或躯干的娩出可能困难。

(一)胎头

为胎儿最难娩出的部分,受压后缩小程度小。胎儿头颅由三个主要部分组成:颜面、颅底及颅顶。颅底由两块颞骨、1块蝶骨及1块筛骨所组成。颅顶骨由左右额骨、左右顶骨及枕骨所组成。这些骨缝之间由膜相连接,故骨与骨之间有一定活动余地甚至少许重叠,从而使胎头具有一定适应产道的可塑性,有利于胎头娩出。

胎头颅缝及囟门名称如下(图 5-6):①额缝,居于左右额骨之间的骨缝;②矢状缝,左右顶骨之间的骨缝,前后走向,将颅顶分为左右两半,前后端分别连接前、后囟门,通过前囟与额缝连接,通过后囟与人字缝连接;③冠状缝,为顶骨与额骨之间的骨缝,横行,在前囟左右两侧;④人字缝,位于左右顶骨与枕骨之间,自后囟向左右延伸;⑤前囟,位于胎儿颅顶前部,为矢状缝、额缝及冠状缝会合之处,呈菱形,2 cm×3 cm大小,临产时可用于确定胎儿枕骨在骨盆中的位置,分娩后可持续开放18个月之久才完全骨化,以利脑的发育;⑥后囟,为矢状缝与人字缝连接之处,呈三角形,远较前囟小,产后8～12周内骨化。

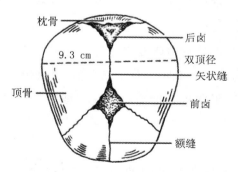

图 5-6　胎头颅缝及囟门

胎儿头颅可分为以下各部:①前头,亦称额部,为颅顶前部;②前囟,菱形;③顶部,为前后囟线以上部分;④后囟,三角形;⑤枕部,在后囟下方,枕骨所在处;⑥下颌,胎儿下颌骨。

胎头主要径线(图 5-7):径线命名以解剖部位起止点为度。在分娩过程,胎儿头颅受压,径线长短随之发生变化。

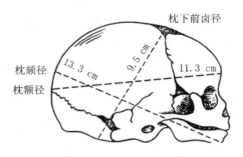

图 5-7　胎头主要径线

(1)胎头双顶径:为双侧顶骨隆起间径,为胎儿头颅最宽径线,妊娠足月平均为 9.3 cm。

(2)枕下前囟径:枕骨粗隆下至前囟中点的长度。当胎头俯屈,颏抵胸前时,胎头以枕下前囟径在产道前进,为头颅前后最小径线,妊娠足月平均 9.5 cm。

(3)枕额径:枕骨粗隆至鼻根部的距离。在胎头高直位时胎儿头以此径线在产道中前进,平均 11.3 cm,较枕下前囟径长。

(4)枕颏径:枕骨粗隆至下颌骨中点间径。颜面后位时,胎头以此径线前进,平均为 13.3 cm,远较枕下前囟径长,足月胎儿不可能在此种位置下自然分娩。

(5)颏下前囟径:胎儿下颌骨中点至前囟中点间径,颜面前位以此径线在产道通过,平均为 10 cm。故颜面前位一般能自阴道分娩。

(二)胎姿势

胎姿势指胎儿各部在子宫内所取之姿势。在正常羊水量时,胎儿头略前屈,背略向前弯、下颌抵胸骨。上下肢屈曲于胸腹前,脐带位于四肢之间。在妊娠期间,如果子宫畸形、产妇腹壁过度松弛或胎儿颈前侧有肿物,胎头可有不同程度仰伸,从而无法以枕下前囟径通过产道而导致头位难产。

(三)胎产式

胎产式指胎儿纵轴与产妇纵轴的关系,可分为纵产式、斜产式与横产式三种。横产式或斜产式为胎儿纵轴与产妇纵轴垂直或交叉,产妇腹部呈横椭圆形,胎头胎臀各在腹部一侧。纵产式为胎儿纵轴与产妇纵轴平行,可以是头先露或臀先露(图 5-8)。

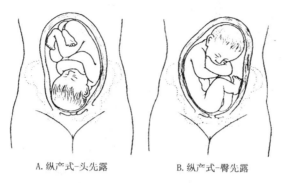

A. 纵产式-头先露　　　B. 纵产式-臀先露

图 5-8　头先露或臀先露

(四)胎先露及先露部

胎先露指胎儿最先进入骨盆的部分;最先进入骨盆的部分称为先露部。先露部有三种,即头、臀、肩。纵轴位为头先露或臀先露,横轴位或斜轴位为肩先露。如果胎头与胎手同时进入骨盆称为复合先露(图 5-9)。

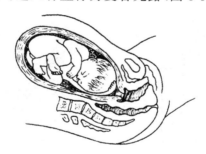

图 5-9　复合先露

1.头先露

头先露占足月妊娠分娩的 96%。由于胎头俯屈和仰伸程度不同,可有四种先露部,即枕先露、前囟先露、额先露及面先露。

(1)枕先露:是最常见的胎先露部,此时胎头呈俯屈状,胎头以最小径(枕下前囟径)及其周径通过产道(图 5-10)。

(2)前囟先露:胎头部分俯屈,胎头矢状缝与骨盆入口前后径一致,前囟近耻骨或骶骨(高直位)(图 5-11)。分娩多受阻。

(3)额先露:胎头略仰伸,足月活胎不可能以额先露经阴道分娩。多数人认为,前顶与额先露为分娩过程中一个过渡表现,不能认为是一种肯定的先露,当分娩进展时,胎头俯屈就形成顶先露,仰伸即为面先露。但实际上确有前顶先露与额部先露存在,故还应作为胎先露的一种(图5-12)。

(4)面先露:胎头极度仰伸,以下颌及面为先露部(图5-13)。

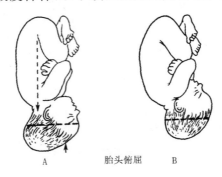

胎头俯屈

图 5-10　枕先露

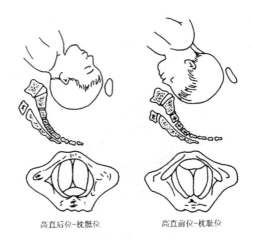

高直后位-枕骶位　　　高直前位-枕耻位

图 5-11　胎头高直位

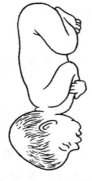

图 5-12　额先露

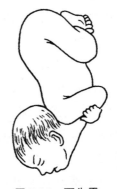

图 5-13　面先露

2.臀先露

为胎儿臀部先露(图 5-14)。由于先露部不同,可分为单臀先露、完全臀先露及不完全臀先露数种。

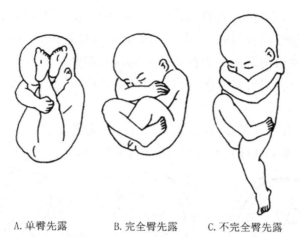

A.单臀先露　　　B.完全臀先露　　　C.不完全臀先露

图 5-14　臀先露

(1)单臀先露:为髋关节屈,膝关节伸,先露部只为臀部。

(2)完全臀先露:为髋关节及膝关节皆屈,以至胎儿大腿位于胎儿腹部,小腿肚贴于大腿背侧,阴道检查时可触及臀部及双足。

(3)不完全臀先露:包括足先露和膝先露。足先露为臀先露髋关节伸,一个膝关节或两个膝关节伸,形成单足或双足先露。膝先露为髋关节伸膝关节屈曲。

3.肩先露

胎儿横向,肩为先露部。临产一段时间后往往一只手先脱出,有时也可以是胎儿背、胎儿腹部或躯干侧壁被迫逼出。

(五)胎位或胎方位

胎位为先露部的指示点在产妇骨盆的位置,亦即在骨盆的四相位——左前、右前、左后、右后。枕先露的代表骨为枕骨(occipital,缩写为 O);臀先露的代表骨为骶骨(sacrum,缩写为 S);面先露时为颏骨(mentum,缩写为 M);肩先露时为肩胛骨(scapula,缩写为 Sc)。

胎位的写法由三方面来表明:①指示点在骨盆的左侧(left,缩写为 L)或右侧(right,缩写为 R),简写为左或右。②指示点的名称,枕先露为"枕",即"O";臀先露为"骶",即"S";面先露为"颏",即"M";肩先露为"肩",即"Sc";额位,即高直位很少见,无特殊代表骨,只写额位及高直位便可。③指示点在骨盆之前、后或横。如枕先露,枕骨在骨盆左侧,朝前,则胎位为左枕前(LOA),为最常见之胎位。如枕骨位于骨盆左侧边(横),则名为左枕横(LOT),表示胎头枕骨位于骨盆左侧,既不向前也不向后。肩先露时肩胛骨只有左右(亦即胎头所在之侧)或上、下和前、后定位:左肩前、右肩前、左肩后和右肩后。肩先露以肩胛骨朝上或朝后来定胎位。朝前后较易确定,朝上下不如左右易表达,左右又以胎头所在部位易于确定。如左肩前表示胎头在骨盆左侧,(肩胛骨在上),肩(背)朝前。左肩后,胎头在骨盆左侧(肩胛骨在下),肩(背)朝后。

各胎位缩写如下。

(1)枕先露可有六种胎位:左枕前(LOA)、左枕横(LOT)、左枕后(LOP)、右枕前(ROA)、右枕横(ROT)、右枕后(ROP),见图 5-15。

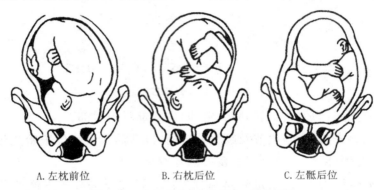

A. 左枕前位　　　　　　B. 右枕后位　　　　　　C. 左骶后位

图 5-15　**左枕前位、右枕后位、左骶后位**

(2)臀先露也有六种胎位:左骶前(LSA)、左骶横(LST)、左骶后(LSP)(图 5-15)、右骶前(RSA)、右骶横(RST)、右骶后(RSP)。

(3)面先露也有六种胎位:左颏前(LMA)、左颏横(LMT)、左颏后(LMP)、右颏前(RMA)、右颏横(RMT)、右颏后(RMP)。

(4)肩先露也有四种胎位:左肩前(LScA)、左肩后(LScP)、右肩前(RScA)、右肩后(RScP)。

枕、骶、肩胛位置与胎儿背在同一方向,其前位,背亦朝前;颏与胎儿腹在同一方向,其前位,胎背向后。

(六)各种胎先露及胎位发生率

近足月或者已达足月妊娠时,枕先露占 95%,臀先露 3.5%,面先露 0.5%,肩先露 0.5%。有的报道臀先露在 3%~8%,目前我国初产妇比例很大,经产妇,尤其是多产妇很少,所以横产发生率很少。在枕先露中,2/3 枕骨在左侧,1/3 在右侧。臀位在中期妊娠及晚期妊娠的早期比数远较 3%～4% 高,尤其是经产妇。但其中约 1/3 的初产妇和 2/3 经产妇在近足月时常自然转成头位。

胎头虽然较臀体积大,但臀部及屈曲于躯干前的四肢的总体积显然大于胎头。由于子宫腔似梨形,上部宽大、下部狭小,故为适应子宫的形状,足月胎儿头先露发生比例远高于臀先露。在妊娠 32 周前,羊水量相对较多,胎体受子宫形态的束缚较小,因而臀位率相对较高些,以后羊水量相对减少,胎儿为适应宫腔形状而取头先露。若胎儿脑积水,臀产比例也较高,表明宽大的宫体部较适合容纳较大的胎头。某些子宫畸形,如双子宫、残角子宫中发育好的子宫,宫体部有纵隔形成者,也容易产生臀先露。经产妇反复为臀产者应想到子宫有某种畸形的可能。

(七)胎先露及胎方位的诊断

有四种方法:腹部检查、阴道检查、听诊及超声影像检查。

1.腹部检查

为胎先露及胎方位的基本检查方法,简单易行,在大部分产妇可获得正确诊断,但对少见的异常头先露,往往不易确诊。

2.阴道检查

临产前此法不易查清胎先露及胎方位,所以有可能不能确诊;临产后,宫颈扩张,先露部大多已衔接,始能对先露部有较明确了解。阴道检查应在消毒情况下进行,以中、食指查先露部是头、臀、还是肩部。如为枕先露,宫颈有较大扩张时,可触及骨缝、囟门以明确胎位(颜面位等异常头先露特点及臀位特点在有关难产节中介绍)。宫颈扩张程度越大,胎位检查越清楚。检查胎方位最好先查出矢状缝走向,手指左右横扫,上下触摸可查出一较长骨缝。矢状缝横置则为枕右或枕左横位,如为斜置或前后置,则为枕前位或后位。如前囟在骨盆前部很易摸到,表示枕骨在骨盆后位。前囟在骨盆左前方,为枕右后位;前囟在骨盆右前方为枕左后位。前囟如果在骨盆后面,阴道检查不易触及,尤其胎头下降胎头俯屈必然较重,后囟较小,用手不易查清。胎头受挤压严重时,骨片重叠,骨缝、囟门也不易触清。另一可靠确定胎方位方法为用手触摸胎儿耳郭,耳郭方向指向枕部,这只有在宫颈口完全扩张时方能实行。

阴道检查时还应了解先露部衔接程度。胎头衔接程度在正常情况下随产程进展而加深。胎头下降程度为判断是否能经阴道分娩的重要指标。胎头下降速度在第一产程比较缓慢,而在第二产程胎头继续下降,速度快于第一产程。一般胎头下降程度是以坐骨棘平面来描述。胎儿头颅骨质部平坐骨棘平面时称为

"0"位,高于坐骨棘水平时称为"一"位,如高 1 cm,则标为"—1"直到"—3",再高则表示胎头双顶径尚未进入骨盆入口平面,因为骨盆入口平面至坐骨棘平面约为 5 cm,胎头双顶径至胎头顶部约为 3 cm,所以胎头最低骨质部如在坐骨棘平面以上 3 cm,显然胎头双顶径最多是平骨盆入口平面。胎头最低骨质部通过了坐骨棘平面,胎头位置称为"+"位,低于坐骨棘平面 1 cm 称为"+1","+3"时,胎头最低点已接近骨盆出口,即在阴道下部,因为坐骨棘平面距离骨盆出口亦约为 5 cm(图 5-16)。在正常女性骨盆坐骨棘并不突出于骨盆侧壁,需经反复检查取得经验方能较准确定位。故可考虑另一较简单而大体可了解胎头衔接程度的方法,即用手指经阴道测胎头骨质最低部距阴道处女膜环的距离。如距离为 5 cm则表示胎头在坐骨棘水平,低于此为正值,高于此为负值。

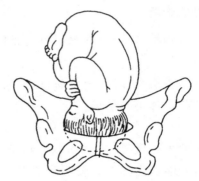

图 5-16　胎头衔接程度图

3.听诊

　　胎心音位置本身并非诊断胎方位的可靠依据,但可加强触诊的准确性。在枕先露和臀先露,躯干微前屈,胎背较贴近于子宫壁,利于胎心音传导,故在胎儿背部所接触之宫壁处胎心音最强。在颜面位,胎背反屈。胎儿胸部较贴近宫壁,故胎心音在胎儿胸壁侧听诊较清晰。

　　在枕前位,胎心音一般位于脐与髂前上棘连线中点。枕后位胎心音在侧腹处较明显,有时在小肢体侧听得也清楚。臀位则在脐周围。横位胎心音在枕前位的稍外侧。

4.超声检查

　　在腹壁厚、腹壁紧张及羊水过多的情况下,腹部检查等查不清胎先露及胎方位时,超声扫描检查可清楚检查出胎头、躯干、四肢等的部位和形象及胎心情况,不但有助于胎先露、胎方位的诊断,也有助于胎儿畸形及大小的诊断。

(八)临产胎儿应激变化

胎头受压情况下,阵缩时给予胎头的压力增高,尤其是破膜之后,在第二产程宫腔内压力可高达 27.0 kPa(200 mmHg)。颅内压为 5.3～7.3 kPa(40～55 mmHg)时,胎心率就可减慢,其原因是中枢神经缺氧,反射性刺激迷走神经之故。有时胎头受压而无胎心率变慢乃系胎膜未破,胎头逐渐受压而在耐受阈之内,这种阵发性改变对胎儿无损伤。

四、精神心理因素

随着医学模式的改变,人们已经开始关注社会及心理因素对分娩过程的影响。亲朋好友间关于分娩的负面影响、电影中的恐惧场面使相当数量的初产妇进入临产后精神处于高度紧张,甚至焦虑恐惧状态。研究表明,产妇在分娩过程中普遍焦虑和恐惧倾向导致去甲肾上腺素减少,可使宫缩减弱而对疼痛的敏感性增加,强烈的宫缩有加重产妇的焦虑,从而造成恶性循环导致产妇体力消耗过大,产程延长。抑郁情绪与活跃期、第二产程延长及产后出血有一定的相关性。所以在分娩过程中产妇的精神心理状态可明显影响产程进展,应予以足够的重视。

第三节　正常产程和分娩的处理

分娩全过程是从开始出现规律宫缩到胎儿、胎盘娩出为止,称分娩总产程,整个产程如下。

第一产程(宫颈扩张期):从间歇 5～6 分钟的规律宫缩开始,到宫颈口开全(10 cm)。初产妇宫颈较紧,宫口扩张较慢,需 11～12 小时,经产妇宫颈较松,宫口扩张较快,需 6～8 小时。

第二产程(胎儿娩出期):从宫口开全到胎儿娩出。初产妇需 1～2 小时,经产妇一般数分钟即可完成,但也有长达 1 小时者,但不超过 1 小时。

第三产程(胎盘娩出期):从胎儿娩出后到胎盘娩出,需 5～15 分钟,不超过 30 分钟。

一、第一产程及其处理

(一)临床表现

第一产程的产科变化主要为规律宫缩、宫口扩张、胎头下降及胎膜破裂。

1.规律宫缩

第一产程开始,出现伴有疼痛的子宫收缩,习称"阵痛"。开始时宫缩持续时间较短(20～30秒)且弱,间歇期较长(5～6分钟)。随着产程的进展,宫缩持续时间渐长(50～60秒)且强度增加,间歇期渐短(2～3分钟)。当宫口接近开全时,宫缩持续时间可达1分钟以上,间歇期仅1分钟或稍长。

2.宫口扩张

宫口扩张是临产后规律宫缩的结果。在此期间宫颈管变软、变短、消失,宫颈展平和逐渐扩大。宫口扩张分两期:潜伏期及活跃期。潜伏期是从临产后规律宫缩开始,至宫口扩张到3 cm。此期宫颈扩张速度较慢,平均2～3小时扩张1 cm,需8小时,超过16小时为潜伏期延长。活跃期是指从宫口扩张3 cm至宫口开全。此期宫颈扩张速度显著加快,约需4小时,超过8小时为活跃期延长。活跃期又分为加速期、最大加速期和减速期(图5-17)。加速期是指宫颈扩张3～4 cm,约需1.5小时;最大加速期是指宫口扩张4～9 cm,约需2小时,在产程图上宫口扩张曲线呈直线倾斜上升;减速期是指宫口扩张9～10 cm,约需30分钟。宫口开全后,宫口边缘消失,与子宫下段及阴道形成产道。

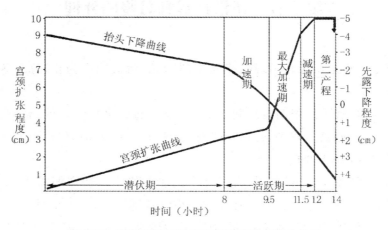

图 5-17　宫颈扩张与胎先露下降曲线分期的关系

3.胎头下降

胎头能否顺利下降,是决定能否经阴道分娩的重要观察项目。胎头下降程度以胎头颅骨最低点与坐骨棘平面的关系标明；胎头颅骨最低点平坐骨棘平面时，以"0"表示；在坐骨棘平面上1 cm时，以"－1"表示；在坐骨棘平面下1 cm时，以"＋1"表示，其余依此类推（图5-18）。一般初产妇在临产前胎头已经入盆，而经产妇临产后胎头才衔接。随着产程的进展，先露部也随之下降。胎头于潜伏期下降不明显，于活跃期下降加快，平均每小时下降0.86 cm。

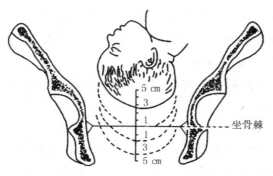

图5-18　胎头高低的判定

4.胎膜破裂

胎膜破裂简称破膜，胎儿先露部衔接后，将羊水分隔成前、后两部分，在胎先露部前面的羊水，称前羊水，约100 mL，其形成的囊称前羊水囊。宫缩时前羊水囊楔入宫颈管内，有助于扩张宫口。随着宫缩继续增强，羊膜腔内压力更高，当压力增加到一定程度时胎膜自然破裂。胎膜多在宫口近开全时破裂。

（二）产程观察及处理

入院后首先了解和记录孕妇的病史，全身及产科情况，初步得出是否可以阴道试产或需进行某些处理；外阴部应剃除阴毛，并用肥皂水和温开水清洗；对初产妇及有难产史的经产妇应行骨盆外测量；有妊娠并发症者应给予相应的治疗等。在整个分娩过程中，既要观察产程的变化，也要观察母儿的安危。及时发现异常，尽早处理。

1.子宫收缩

产程中必须连续定时观察并记录宫缩规律性、持续时间、间歇时间及强度。

（1）触诊法：助产人员将手掌放于产妇腹壁上直接检查，宫缩时宫体部隆起变硬，间歇期松弛变软。记录下宫缩持续时间、强度、规律性及间歇期时间。每次至少观察3～5次宫缩，每隔1～2小时观察一次。

（2）电子胎心监护仪：可客观反映宫缩情况，分为外监护和内监护两种类型。①外监护：临床最常用，适用于第一产程任何阶段。将宫缩压力探头固定在产妇腹壁宫体近宫底部，每隔 1～2 小时连续描记 30 分钟或通过显示屏连续观察。外监护容易受运动、体位改变、呼吸和咳嗽的影响，过于肥胖的孕妇不适用。外监护可以准确地记录宫缩曲线，测到宫缩频率和每次宫缩持续的时间，但所记录的宫缩强度不完全代表真正的宫内压力。②内监护：适用于胎膜已破，宫口扩张 1 cm 及以上。将充满生理盐水的塑料导管通过宫颈口越过胎头置入羊膜腔内，外端连接压力探头记录宫缩产生的压力，测定宫腔静止压力及宫缩时压力变化。内监护可以准确测量宫缩频率、持续时间及真正的宫内压力。但宫内操作复杂，有造成感染的可能，故临床上较少应用。

良好的宫缩应是间隔逐渐缩短，持续时间逐渐延长，同时伴有宫颈相应的扩张。国外建议用 Montevideo 单位（MU）来评估有效宫缩。其计算方法是：计数 10 分钟内每次宫缩峰值压力（mmHg）减去基础宫内压力（mmHg）后的压力差之和；或取宫缩产生的平均压力（mmHg）乘以宫缩频率（10 分钟内宫缩次数）。该法同时兼顾了宫缩频率及宫缩产生的宫内压力，使宫缩强度的监测有了量化标准。如产程开始时宫缩强度一般为 80～100 MU，相当于 10 分钟内有 2～3 次宫缩，每次宫缩平均宫内压力约为 5.3 kPa（40 mmHg）；至活跃期正常产程平均宫缩强度可达 200～250 MU，相当于 10 分钟内有 4～5 次宫缩，平均宫内压力则在 6.7 kPa（50 mmHg）；至第二产程在腹肌收缩的协同下，宫缩强度可进一步升到 300～400 MU，仍以平均宫缩频率 5 次计算，平均宫内压力可达 8.0～10.7 kPa（60～80 mmHg）；而从活跃期至第二产程每次宫缩持续时间相应增加不明显，宫缩强度主要以宫内压力及宫缩频率增加为主，用此方法评估宫缩不仅使产妇个体间的比较有了可比性，也使同一个体在产程不同阶段的变化有了更合理的判定标准。活跃期后当宫缩强度＜180 MU 时，可诊断为宫缩乏力。

2. 宫口扩张及胎头下降

描记宫口扩张曲线及胎头下降曲线，是产程图中重要的两项内容，是产程进展的重要标志和指导产程处理的主要依据。可通过肛门检查或阴道检查的方法测得。在国内一般采用肛门检查的方法，当肛门检查有疑问时可消毒外阴做阴道检查。但在国外皆用阴道检查来了解产程进展情况。

（1）肛门检查（简称肛查）。①产妇取仰卧位，两腿屈曲分开，检查前用消毒纸遮盖阴道口避免粪便污染阴道。检查者站于产妇右侧，以戴指套的右手食指蘸取润滑剂后，轻轻置于直肠内，拇指伸直，其余各指屈曲以利示指深入。示指向后触及尾骨尖端，了解尾骨活动度，再触摸两侧坐骨棘是否突出并确定胎头高低，然后用指端掌侧探查宫口，摸清其四周边缘，估计宫颈管消退情况和宫口扩张大小。未破膜者在胎头前方可触到有弹性的前羊水囊;已破膜者能直接触到胎头,若无胎头水肿,还能扪清颅缝及囟门位置,确定胎方位。②时间与次数:适时在宫缩时进行,潜伏期每2~4小时查一次;活跃期每1~2小时查一次。同时也要根据宫缩情况和产妇的临床表现,适当地增减检查的次数。过频的肛门检查可增加产褥感染的机会。研究提示,肛门检查次数≥10次的产妇,其阴道细菌种数及计数均显著提高,且肛门检查与阴道细菌变化密切相关,即细菌种数及其计数随肛门检查次数的增加而增加。而检查次数过少在产程进展十分迅速时则可能失去准备接生的时间,这在经产妇尤其应注意。③检查内容:宫颈软硬度、位置、厚薄及宫颈扩张程度;是否破膜;骶尾关节活动度,坐骨棘是否突出,坐骨切迹宽度,骶棘韧带的弹性、韧度及盆底组织的厚度;确定胎先露、胎方位,以及胎头下降程度。

(2)阴道检查。①适应证:于肛查胎先露、宫口扩张及胎头下降程度不清时;疑有脐带先露或脱垂;疑有生殖道畸形;轻度头盆不称经阴道试产4~6小时产程进展缓慢者。对产前出血者应慎重,须严格进行无菌操作,并在检查前做好输液、输血的准备。②方法:产妇排空膀胱后,取截石位,消毒外阴和阴道。检查者戴好口罩,消毒双手,戴无菌手套,铺无菌巾后用左(右)手拇指和示指将阴唇分开,右(左)手示指、中指蘸消毒润滑剂,轻轻插入产妇阴道,注意防止手指触及肛门及大阴唇外侧。因反复阴道检查可增加感染机会,故每次检查应尽量检查清楚,避免反复插入阴道。③内容:测量骨盆对角径、坐骨棘间径、骶骨弧度、耻骨弓和坐骨切迹情况等;胎方位及先露下降程度;宫口扩张程度,软硬度及有无水肿情况;阴道伸展度,有无畸形;会阴厚薄和伸展度等,以决定其分娩方式。

肛查对于了解骨盆腔内的情况比阴道检查更清楚,但肛门检查对宫口、胎先露、胎方位、骨盆入口等情况的了解不及阴道检查直接明了。每次肛查或阴道检查所得的宫颈扩张大小及先露高度的情况均应做详细记录,并绘于产程图上。用红色"○"表示宫颈扩张程度,蓝色"×"表示先露下降水平,每次检查后用红线连接"○",用蓝线连接"×",绘成两条曲线。产程图横坐标表示时间,以小时为单位,纵坐标表示宫颈扩张及先露下降程度,以厘米为单位。正常情况下宫口开大与胎头下降是并行的,但胎头下降略为滞后。宫口开大的最大加速期是胎头下降的加速期,而胎头下降的最大加速期是在第二产程。对大多数产妇,尤其是初产妇,在宫口开全时胎头应达坐骨棘平面以下。但应指出,有相当一部分产妇胎头下降与宫口开大并不平行。因此,在宫口近开全时,胎头未下降到坐骨棘水平并不意味着不能经阴道分娩。有些产妇在破膜以后胎头才迅速下降,在经产妇尤为常见。有学者曾介绍了在产程图上增加警戒线和处理线,其原理是根据活跃期宫颈扩张率不得小于 1 cm 进行产程估算,如果产妇入院时宫颈扩张为 1 cm,按宫颈扩张率每小时 1 cm 计算,预计 9 小时后宫颈将扩张到 10 cm,因此在产程坐标图上 1 cm 与 10 cm 标志点之处时间相距 9 小时画一斜行连线,作为警戒线,与警戒线相距 4 小时之处再画一条与之平行的斜线作为处理线,两线间为警戒区。临床上实际是以宫颈扩张 3 cm 作为活跃期的起点,因此可以宫颈扩张 3 cm 标志点处取与之相距 4 cm 的坐标 10 cm 的标志点处画一斜行连线,作为警戒线,与警戒线相距 4 小时之处再画一条与之平行的斜线作为处理线(图 5-19)。两线之间为治疗处理时期,宫颈扩张曲线越过警戒线者应进行处理,一般难产因素可纠正者的产程活跃期不超过正常上限,活跃期经过处理仍超过上限时,常提示难产因素不易纠正,需要再仔细分析,并及时估计能否从阴道分娩。

3.胎膜破裂及羊水观察

胎膜多在宫口近开全或开全时自然破裂,前羊水流出。一旦胎膜破裂,应立即听胎心,并观察羊水性状、颜色和流出量,记录破膜时间。

羊水粪染与胎儿宫内窘迫的关系目前还有争论。对羊水粪染的发生机制大致可归纳为两种观点,即胎儿成熟理论及胎儿宫内窘迫理论。传统认为羊水粪染是胎儿缺血、缺氧的结果。当胎儿缺血、缺氧时,机体为了保证心、脑等重要脏器的血供,体内循环重新分配,消化系统的血供减少,胃肠道蠕动增加,肛门括约肌松弛,胎粪排出。胎儿成熟理论则认为羊水粪染是一种生理现象。随着妊娠周数增加,胎儿迷走神经张力渐强,胃肠道蠕动渐频,胎粪渐多,羊水粪染率渐增加。

羊水粪染的分度:Ⅰ度,羊水淡绿色、稀薄;Ⅱ度,羊水深绿色且较稠或较稀,羊水内含簇状胎粪;Ⅲ度,羊水黄褐色、黏稠状且量少。Ⅰ度羊水粪染一般不伴有胎儿宫内窘迫,Ⅱ~Ⅲ度羊水粪染考虑有胎儿宫内缺氧的存在。对羊水粪染者应做具体分析,既不要过高估计其严重性,也不要掉以轻心,重要的是应结合其他监测结果,明确诊断,及时处理,以降低围生儿的窒息率。在首次发现羊水粪染时,不论其粪染程度如何,均应作电子胎心监护。若 CST 阳性或者 NST 呈反应型而 OCT 又是阳性,提示胎儿宫内缺氧。如能配合胎儿头皮血 pH 测定而 pH<7.2 时,提示胎儿处于失代偿阶段,需要立即结束分娩。如 CST 为阴性、pH 正常,可暂不过早干预分娩,但必须在电子胎心监护下严密观察产程进展,一旦出现 CST 阳性,则应尽快结束分娩。

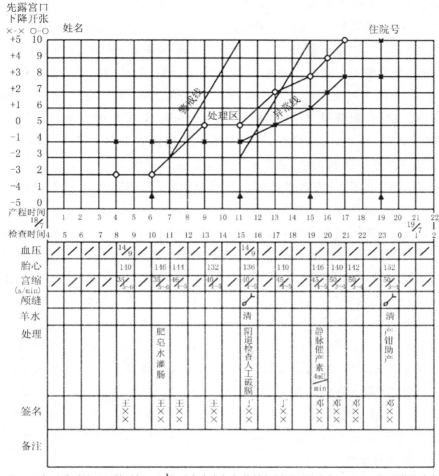

注：↑表示重要处理开始时间，♪表示大小囟与矢状缝位置以示胎方位，×-×表示阴道助产

图 5-19 产程图表

4.胎心

临产后应特别注意胎心变化,可用听诊法、胎心电子监护或胎儿心电图等方法观察。在观察胎心时,应注意胎心的频率、规律性和宫缩之后胎心率的变化及恢复的速度等。胎心的规律性和宫缩对胎心的影响较胎心率的绝对数更重要。

(1)听诊器听取:有普通听诊器、木质听诊器和电子胎心听诊器 3 种,现在通常使用电子胎心听诊器。胎心听取应在宫缩间歇时,宫缩时听诊不能听到胎心。潜伏期应每隔 1 小时听胎心一次,活跃期宫缩较频繁时,应每 15～30 分钟听胎心一次,每次听诊 1 分钟。如遇有胎心异常,应增加听诊的次数。此法能方便获得每分钟胎心率,但不能分辨胎心率变异、瞬间变化及其与宫缩、胎动的关系。

(2)胎心电子监护:多用外监护描记胎心曲线。将测量胎心的探头置于胎心音最响亮的部分,固定于腹壁上;将测量宫压的探头置于产妇腹壁宫体近宫底部,亦固定于腹壁上。观察胎心率变异及其与宫缩、胎动的关系,每次至少记录20分钟,有条件者可应用胎儿监护仪连续监测胎心率。此法能较客观地判断胎儿在宫内的状态,如脐带受压、胎头受压、胎儿缺氧和/或酸中毒等。值得注意的是,在胎头入盆、破膜、阴道检查、肛查及做胎儿内监护安放胎儿头皮电极时,可以发生短时间的早期减速,这是由于胎头受骨盆或宫缩压迫所致。

(3)胎儿心电图:分为直接法和间接法,因直接法需宫口开大到一定程度而且破膜后才能进行,并有增加感染的可能性,故较少采用。目前较多采用非侵入性的间接法,一般用三个电极,两个放在产妇的腹壁上,另一个置于产妇的大腿内侧。在分娩过程中如出现 PR 间期明显缩短、ST 段偏高和 T 波振幅加大,是胎儿缺氧的表现。胎儿发生严重的酸中毒时,则 T 波变形。有研究发现第二产程的胎儿心电图监测与产后胎儿脐动脉血 pH 及血气含量明显相关。

5.胎儿酸血症的监测

胎儿头皮血 pH 与产时异常胎心率的出现,分娩后新生儿脐血 pH 及 Apgar 评分间存在着良好的相关性。因此胎儿头皮血 pH 被认为是判断胎儿是否存在宫内缺氧的最准确方法。胎儿头皮血 pH 正常值为 7.25～7.35。如 pH 为 7.20～7.24 为胎儿酸血症前期,应警惕有胎儿窘迫可能,此时应给孕妇吸氧。pH<7.20 则表示重度酸中毒,是胎儿危险的征兆,应尽快结束分娩。胎儿头皮血血气分析值在正常各产程中的变化见表 5-1。

表 5-1 胎儿头皮血血气分析值在正常各产程中的变化

类别	第一产程早期	第一产程末期	第二产程
pH	7.33±0.03	7.32±0.02	7.29±0.04
PCO_2(mmHg)	44.00±4.05	42.00±5.10	46.30±4.20
PO_2(mmHg)	21.80±2.60	21.30±2.10	17.00±2.00
HCO_3(mmol/L)	20.10±1.20	19.10±2.10	17.00±2.00
BE(mmol/L)	3.90±1.90	4.10±2.50	6.40±1.80

胎儿的 pH 还受母体 pH 水平的影响。产程中母体由于饥饿、脱水、体力消耗可致代谢性酸中毒,过度通气可致呼吸性碱中毒,均可影响胎儿。为消除母源性酸中毒对胎儿头皮血血气分析的影响,可根据母儿间血气的差异进行判断。

（1）母子间血气 pH 差值（△pH）：＜0.15 表示胎儿无酸中毒，0.15～0.20 为可疑，＞0.20 为胎儿酸中毒。

（2）母子间碱短缺差值：2.0～3.0 mEq/L 表示胎儿正常，＞3.0 mEq/L 为胎儿酸中毒。

（3）母子间 Hb 5 g/dL 时的碱短缺差值：＜0 或由正值变为负值表示胎儿酸中毒。

胎儿头皮血 pH 测定是一种创伤性的检查方法，只能得到瞬时变化而不能连续监测，因而限制了它的应用。当电子胎心监护初筛异常时，可考虑行胎儿头皮血气测定，如临床及胎心监护已确定重度胎儿宫内窘迫，应迅速终止妊娠而抢救胎儿，不必再做头皮血气测定。

6.母体情况观察

（1）生命体征：测量产妇的血压、体温、脉搏和呼吸频率并记录。一般第一产程期间宫缩时血压升高 0.7～1.3 kPa（5～10 mmHg），间歇期恢复原状。应每隔 4～6 小时测量一次。发现血压升高应增加测量次数。

（2）饮食：鼓励产妇少量多次进食，吃高热量易消化食物，并注意摄入足够水分，以保证充沛的精力和体力。

（3）活动与休息：宫缩不强且未破膜时，产妇可在室内适当活动，有助于产程进展和减轻产痛。待产时产妇的体位应以产妇感到舒适为准。已破膜者应该卧床，如果胎头已衔接，取平卧位即可，如胎头未衔接或臀位、横位时，应取臀高位，以免发生脐带脱垂。如产妇精神过度紧张，宫缩时喊叫不安，应安慰产妇，在宫缩时指导做深呼吸动作，也可用双手轻揉下腹部或腰骶部。产时镇痛可适当地应用哌替啶 50～100 mg 及异丙嗪 25 mg，可 3～4 小时肌内注射一次。也可选择连续硬膜外麻醉镇痛。

（4）排尿与排便：应鼓励产妇每 2～4 小时排尿一次，以免膀胱充盈影响宫缩及胎头下降。因胎头压迫引起排尿困难者，必要时可导尿。初产妇宫口扩张 ＜4 cm，经产妇宫口扩张＜2 cm 时可行温肥皂水灌肠，既能避免分娩时粪便污染，又能反射作用刺激宫缩加速产程进展。但胎膜早破、阴道流血、胎头未衔接、胎位异常、有剖宫产史、宫缩很强估计 1 小时内将分娩者或患严重产科并发症、合并症如心脏病等，均不宜灌肠。

二、第二产程及其处理

(一)临床表现

宫口开全后仍未破膜，常影响胎头的下降，应行人工破膜。破膜后宫缩常暂时停止,产妇略感舒适,随后宫缩重现且较前增强,每次持续时间可达 1 分钟,间歇期仅 1～2 分钟。当胎头降至骨盆出口压迫盆底组织时,产妇有排便感,不由自主向下屏气。随着产程进展,会阴会渐渐膨隆和变薄,肛门松弛。于宫缩时胎头露于阴道口,且露出部分不断增大;在宫缩间歇期又缩回阴道内,称为胎头拨露。随产程进展,胎头露出部分逐渐增多,宫缩间歇期胎头不再缩回,称为胎头着冠,此时胎头双顶径超过骨盆出口。会阴极度扩张,应注意保护会阴,娩出胎头。随后胎头复位和外旋转,前肩、后肩和胎体相继娩出后羊水随之涌出。经产妇第二产程短,有时仅需几次宫缩即可完成胎头娩出。胎儿娩出后产妇顿感轻松。

(二)产程的观察和处理

1.密切监护胎心及产程进展

第二产程宫缩频且强,应密切观察子宫收缩有无异常及胎先露的下降情况。警惕病理性缩复环及强直性子宫收缩的出现,同时密切观察胎心的变化,每 5～10 分钟听胎心一次(或间隔2～3 次宫缩听一次胎心),如有胎心异常则增加听胎心的次数,有条件者应使用胎心电子监护。尤其应注意观察胎心与宫缩的关系,若第二产程在胎头娩出前,由于脐带受压或受到牵引,可出现变异减速,除非反复多次出现中、重度变异减速,否则不被认为对胎儿有害。如出现胎心变慢且在宫缩后不恢复和恢复慢,应尽快结束分娩。发现第二产程延长,应及时查找原因,采取相应措施尽快结束分娩,避免胎头长时间受压,引起胎儿窘迫、颅内出血等并发症发生。

2.指导产妇用力

宫口开全后,医护人员应指导产妇正确用力。方法是让产妇双膝屈曲外展,双脚蹬在产床上,双手握住产床的把手。一旦出现宫缩,产妇深吸气屏住,并向上拉把手,使身体向下用力如排便状,以增加腹压。子宫收缩间歇期时,产妇呼气,全身肌肉放松,安静休息。当宫缩再次出现时再用同样的屏气用力动作,以加速产程的进展。当胎头着冠后,宫缩时不应再令产妇用力,以免胎头娩出过快而使会阴撕裂。

指导产妇正确用力十分重要,若用力不当使产妇消耗体力或造成不应有的软产道裂伤。尤其应注意的是宫口尚未开全,不可过早屏气用力,因当胎头位置低已深入骨盆到达盆底时,也可使产妇产生排便感并不自觉地用力。但此时用力非但不利于加速产程的进展,反而使宫颈被挤压在骨盆和胎头之间,从而使宫颈循环障碍而造成宫颈水肿,影响宫口开大而造成难产。

3.接产准备

初产妇宫口开全,经产妇宫口扩张 4 cm 且宫缩规律有力时,应将产妇送至产房做好接产准备工作。让产妇仰卧于产床上(或坐于特制的产椅上),两腿屈曲分开,露出外阴部,在臀下放一便盆或塑料布,用消毒纱布球蘸肥皂水擦洗外阴部,顺序是大小阴唇、阴阜、大腿内侧 1/3 处、会阴及肛门周围(图 5-20)。然后用温开水冲掉肥皂水,为防止冲洗液流入阴道,用消毒干纱布盖住阴道口,最后以 0.1% 新洁尔灭冲洗或涂以碘伏进行消毒,随后取下阴道的纱布球和臀下的便盆或塑料布,铺以消毒巾于臀下。接产者按无菌操作常规洗手后穿手术衣及戴手套,打开产包,铺好消毒巾,准备接产。

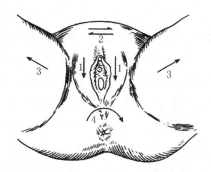

图 5-20　**外阴消毒顺序**

4.接产的要领

产妇必须与接产者充分合作;保护会阴的同时协助胎头俯屈,让胎头以最小的径线(枕下前囟径)在宫缩间歇时缓慢地通过阴道口,是预防会阴撕裂的关键;控制胎肩娩出速度,胎肩娩出时也要注意保护会阴。

5.产妇的产位

分娩时产妇的体位可分为仰卧位和坐位两种。

(1)仰卧位分娩:目前国内多数产妇分娩取仰卧位。

其优点:①有利于经阴道助产手术的操作,如会阴切开术、胎头吸引术、产钳术等;②对新生儿处理较为便利。但从分娩的生理来说,并非理想体位。

其缺点:①妊娠子宫压迫下腔静脉,使回心血量减少,产妇可出现仰卧位低血压;②仰卧位使骨盆的可塑性受限,且宫缩的效率较低,从而增加难产的机会;③胎儿的重力失去应有的作用,并导致产程延长;④增加产妇的不安和产痛等。

基于上述原因,仰卧位分娩时继发性宫缩乏力和胎儿窘迫的发生率较坐位分娩高,异常分娩也较多。所以它不是理想的分娩体位。

（2）坐位分娩。其优缺点如下。

其优点：①可提高宫缩效率,缩短产程,由于胎儿的纵轴和产轴一致,故能充分发挥胎儿的重力作用,可使抬头对宫颈的压力增加;②由于子宫胎盘的血供改善,也可使宫缩加强,胎儿窘迫和新生儿窒息的发生率降低;③可减少骨盆的倾斜度,有利于胎头入盆和分娩机制的顺利完成;④X线检查表明,由于仰卧位改坐位时,可使坐骨棘间距平均增加 0.76 cm,骨盆出口前后径增加 1～2 cm,骨盆出口面积平均增加 28%;⑤产妇分娩时感觉较舒适,由于产妇在分娩过程中可以环视周围的一切,并与医护人员保持密切联系,可减轻其紧张和不安的情绪。

其缺点：①分娩时间不宜过长,否则易发生阴部水肿;②坐位分娩时胎头娩出较快,易造成新生儿颅内出血及阴道、会阴裂伤;③接生人员需保护会阴和处理新生儿不便,这也是目前坐位分娩较少采用的主要原因。

自 20 世纪 80 年代以来,已对坐式产床做了不少的改进,其基本的构造包括靠背、坐椅、扶手和脚踏板等部分。产床的靠背部分是可调节的,在分娩过程中可根据宫缩的情况和胎头下降的程度适当地调整靠背的角度。在胎头即将娩出时可将靠背放平使产妇改为仰卧位,以便于助产者保护会阴和控制胎头娩出的速度。初产妇宫口开全或近开全,经产妇宫口开大 8 cm 时,在坐式产床上就坐,靠背角度为 60°～80°。在上坐式产床后一小时内分娩最好,时间过长容易引起会阴水肿。

6.接产步骤

接产者站在产妇的右侧,当胎头拨露使阴唇后联合紧张时,开始保护会阴。具体方法如下:在会阴部盖上一块消毒巾,接产者右肘支在产床上,右手拇指与其余四指分开,每当宫缩时以手掌大鱼际肌向内上方托住会阴部,同时左手应轻轻下压胎头枕部,协助胎头俯屈,且使胎头缓慢下降。宫缩间歇期,保护会阴的右手应当松弛,以免压迫过久引起会阴部水肿。当胎头枕部在耻骨弓下露出时,左手应按分娩机制协助胎头仰伸。此时若宫缩强,应嘱产妇张口哈气以缓解腹压的作用,让产妇在宫缩间歇期使稍向下屏气,以使胎头缓慢娩出。胎头娩出后,右手仍需保护会阴,不要急于娩出胎肩,而应先以左手自其鼻根向下颌挤压,挤出口、鼻内的黏液和羊水,然后协助胎头复位及外旋转,使胎儿双肩径与骨盆出口前后径相一致。接产者的左手将胎儿颈部向下轻压,使前肩自耻骨弓下先娩出,继之再托胎颈向上,使后肩从会阴前缘缓慢娩出。双肩娩出后,保护会阴的右手方可离开会阴部。最后双手协助胎体和下肢相继以侧位娩出,并记录胎儿娩出时间(图 5-21)。

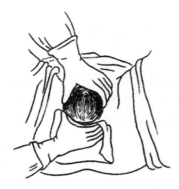

A.保护会阴，协助胎头俯屈

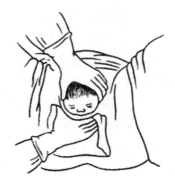

B.协助胎头仰伸

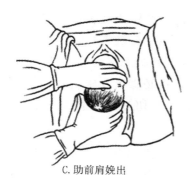

C.助前肩娩出

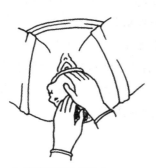

D.助后肩娩出

图 5-21　接产步骤

　　胎儿娩出后 1～2 分钟断扎脐带。若当胎头娩出时，见脐带绕颈一周且较松时，可用手将脐带顺胎肩推下或从胎头滑下。若脐带绕颈过紧或绕颈两周或两周以上，可先用两把血管钳将脐带一段夹住并从中间剪断，注意勿伤及胎儿颈部，待松弛脐带后协助胎肩娩出（图 5-22）。

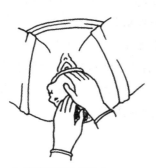

A.将脐带顺肩部推上

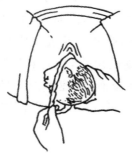

B.把脐带从头上退下

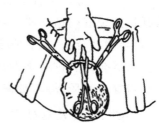

C.用两把血管钳夹住，从中间剪断

图 5-22　脐带绕颈的处理

7.会阴裂伤的诱因及预防

(1)会阴裂伤的诱因:会阴水肿、会阴过紧缺乏弹力,耻骨弓过低,胎儿过大,胎儿娩出过快等,均易造成会阴撕裂。

(2)会阴裂伤的预防:①指导产妇分娩时正确用力,防止胎儿娩出过快;②及时发现会阴、产道的异常,选择合适的分娩方式,如会阴坚韧、水肿或瘢痕形成,估计会造成严重裂伤时,可作较大的会阴切开术或改行剖宫产术;③提高接生操作技术,正确保护会阴;④初产妇行阴道助产前应作会阴切开,切开大小根据胎儿大小及会阴组织的伸展性。助产时术者与助手要密切配合,要求胎头以最小径线通过会阴,且不能分娩过快、过猛。

8.会阴切开

(1)会阴切开的指征:会阴过紧或胎儿过大,产钳或吸引器助产,估计分娩时会阴撕裂不可避免者,或母儿有病理情况急需结束分娩者。

(2)会阴切开的时间:①一般在宫缩时可看到胎头露出外阴口 3～4 cm 时切开,可以防止产后盆底肌松弛,避免膀胱膨出、直肠膨出及尿失禁;②也有主张胎头着冠时切开,可以减少出血;③决定手术助产时切开。过早的切开不仅无助于胎儿的娩出,反而会导致出血量的增加。

(3)会阴切开术:包括会阴后-侧切开术和会阴正中切开。常用以下两种术式:①会阴左侧后-侧切开术,阴部神经阻滞及局部浸润麻醉生效后,术者于宫缩时以左手食中两指伸入阴道内撑起左侧阴道壁,右手用钝头剪刀自会阴后联合中线向左侧 45°,在宫缩开始时剪开会阴 4～5 cm;若会阴高度膨隆则需外旁开 60°～70°,若会阴体短则以阴唇后联合上 0.5 cm 处为切口起点;会阴侧切时切开球海绵体肌,会阴深、浅横肌及部分肛提肌,切开后用纱布压迫止血;此法可充分扩大阴道口,适于胎儿较大及辅助难产手术,其缺点为出血多,愈合后瘢痕较大。②会阴正中切开术,局部浸润麻醉后,术者于宫缩时沿会阴后联合正中垂直剪开 2 cm,此法切开球海绵体肌及中心腱,出血少,术后组织肿胀疼痛轻微,但切口有自然延长撕裂肛门括约肌危险,胎儿大或接产技术不熟练者不宜采用。

(4)会阴缝合:一般在胎盘娩出后,检查软产道有无裂伤,然后缝合会阴切口。会阴缝合的关键必须彻底止血,重建解剖结构。缝合完毕后亦行肛指检查缝线是否穿过直肠黏膜,如确有缝线穿过黏膜,则应拆除重缝。

三、第三产程及其处理

(一)胎盘剥离的机制

胎儿娩出后,子宫底降至脐平,产妇有轻松感,宫缩暂停数分钟后再次出现。

由于子宫腔容积突然明显缩小,而胎盘不能相应地缩小而与子宫壁发生错位而剥离,剥离面出血,形成胎盘后血肿。由于子宫继续收缩,剥离面积继续扩大,直至胎盘完全剥离而娩出。

(二)胎盘剥离的征象

(1)子宫体变硬呈球形,胎盘剥离后降至子宫下段,下段被扩张,子宫体呈狭长形被推向上,宫底升高达脐上。

(2)剥离的胎盘降至子宫下段,使阴道口外露的一段脐带自行延长。

(3)若胎盘从边缘剥离时有少量阴道流血,若胎盘从中间剥离时则无阴道流血。

(4)用手掌尺侧在产妇耻骨联合上方轻压子宫下段时,子宫体上升而外露的脐带不再回缩(图 5-23)。

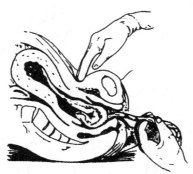

图 5-23 胎盘剥离征象

注:胎盘剥离后在耻骨联合上方压子宫,脐带不再回缩

(三)胎盘娩出方式

胎盘剥离和娩出的方式有两种。

1.胎儿面娩出式

胎儿面娩出式即胎盘以胎儿面娩出。胎盘从中央开始剥离,然后向周围剥离,剥离血液被包于胎膜内。其特点是胎盘先娩出,随后见少量的阴道流血。这种娩出方式较多见。

2.母体面娩出式

母体面娩出式即胎盘以母体面娩出。胎盘从边缘开始剥离,血液沿剥离面流出,最后整个胎盘反转娩出。其特点是先有较多的阴道流血随后胎盘娩出,这种方式较少。

(四)第三产程的处理

1.协助胎盘胎膜娩出

正确处理胎盘娩出,可减少产后出血的发生率。为了使胎盘迅速剥离减少出血,可在胎肩娩出后,静脉注射缩宫素 10 U。接产者切忌在胎盘尚未完全剥离之前,用手按揉、下压宫底或牵拉脐带,以免引起胎盘部分剥离出血或拉断脐带,甚至造成子宫内翻。当确认胎盘完全剥离时,于宫缩时以左手握住宫底(拇指置于子宫前壁,其余四指放在子宫后壁)并按压,同时右手轻拉脐带、协助娩出胎盘(图 5-24)。

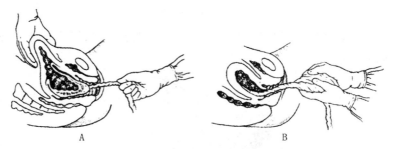

图 5-24　协助胎盘胎膜娩出

当胎盘娩出至阴道口时,接产者用双手捧住胎盘,向一个方向旋转并缓慢向外牵拉,协助胎膜完整剥离娩出。若在胎盘娩出过程中,发现胎膜部分断裂,可用血管钳夹住断裂上端的胎膜,再继续向原方向旋转,直至胎膜完全娩出。胎盘胎膜娩出后,按摩子宫刺激其收缩以减少出血。在按摩子宫的同时注意观察出血量。

2.检查胎盘胎膜

将胎盘铺平,先检查胎盘母体面的胎盘小叶有无缺损,疑有缺损时可用 Küstener 牛乳测试法(从脐静脉注入牛乳,若见牛乳自胎盘母体面溢出,则溢出部位为胎盘小叶缺损部位)。然后将胎盘提起,检查胎膜是否完整。再检查胎盘胎儿面边缘有无血管断裂,以便及时发现副胎盘。副胎盘为另一个小胎盘与正常的胎盘分离,但两者间有血管相连(图 5-25)。若有副胎盘、部分胎盘残留或大块胎膜残留,应行无菌操作伸手入宫腔内取出残留组织。若仅有少量胎膜残留,可给予子宫收缩剂待其自然排出。详细记录胎盘娩出时间,方式,以及胎盘大小和重量。胎盘娩出后子宫应呈强直性收缩,硬如球状,阴道出血很少。

3.检查软产道

胎盘娩出后,应仔细检查软产道(包括会阴、小阴唇内侧、尿道口周围、前庭、阴道和宫颈)有无裂伤。如有裂伤应立即按原来的解剖位置或层次逐层缝合。

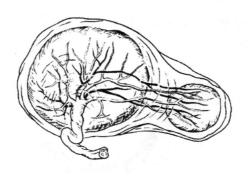

图 5-25　副胎盘

4.预防产后出血

正常分娩出血量多不超过 300 mL。对既往有产后出血史或易发生产后出血的产妇(如分娩次数≥5 次的多产妇、多胎妊娠、羊水过多、滞产等),可在胎儿前肩娩出后静脉注射麦角新碱0.2 mg,或缩宫素10 IU加于 25％葡萄糖液 20 mL内静脉注射,也可在胎儿娩出后立即经胎盘部脐静脉快速注入加入10 IU 缩宫素的生理盐水 20 mL,均能促使胎盘迅速剥离减少出血。若胎盘尚未完全剥离而阴道出血多时,应行手取胎盘术。若胎儿已娩出 30 分钟,胎盘仍未排出,出血不多时,应排空膀胱,再轻轻按压子宫及静脉注射缩宫素,仍不能使胎盘排出时,再行手取胎盘术。若胎盘娩出后出血多时,可经下腹部直接注入宫体肌壁内或肌内注射麦角新碱 0.2~0.4 mg,并将缩宫素 20 IU 加于 5％葡萄糖液 500 mL 内静脉滴注。

手取胎盘时若发现宫颈内口较紧者,应肌内注射阿托品 0.5 mg 及哌替啶100 mg。术者需更换手术衣及手套,外阴再次消毒后,将一手手指并拢呈圆锥状直接伸入宫腔。手掌面向着胎盘母体面,手指并拢以手掌尺侧缘缓慢将胎盘从边缘开始逐渐自子宫壁分离,另一手在腹部压宫底(图 5-26)。待确认胎盘已全部剥离方可取出胎盘,取出后立即肌内注射子宫收缩剂。注意操作必须轻柔,避免暴力强行剥离或用手抓挖宫壁,防止子宫破裂。若找不到疏松的剥离面,不能分离者,可能是植入性胎盘,不应强行剥离。取出的胎盘立即检查是否完整,若有缺损应再次用手伸入宫腔清除残留胎盘及胎膜,应尽量减少进出宫腔次数。必要时可用大刮匙刮宫。

5.产后观察

分娩结束后应仔细收集并记录产时的出血量。产妇应继续留产房观察2 小时,注意产妇的一般情况、子宫收缩、子宫底高度、膀胱充盈情况、阴道流血量、会阴及阴道有无血肿等,发现异常情况及时处理。产后 2 小时后,将产妇和新生儿送回病房。

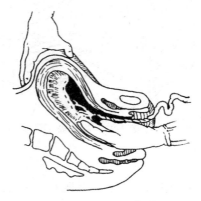

图 5-26 手取胎盘术

异常分娩

第一节 产道异常

产道包括骨产道（骨盆腔）与软产道（子宫下段、宫颈、阴道、外阴），是胎儿经阴道娩出的通道。产道异常可使胎儿娩出受阻，临床上以骨产道异常多见。

一、骨产道异常

骨盆径线过短或形态异常，致使骨盆腔小于胎先露部可通过的限度，阻碍胎先露部下降，称骨盆狭窄。狭窄骨盆可以为一个径线过短或多个径线同时过短，也可为一个平面狭窄或多个平面同时狭窄。当一个径线狭窄时要观察同一个平面其他径线的大小，再结合整个骨盆腔大小与形态进行综合分析，做出正确判断。

（一）分类

1.骨盆入口平面狭窄

骨盆入口平面狭窄以扁平骨盆为代表，主要为入口平面前后径过短。狭窄分3级：Ⅰ级（临界性），绝大多数可以自然分娩，骶耻外径18 cm，真结合径10 cm；Ⅱ级（相对性），经试产来决定可否经阴道分娩，骶耻外径16.5～17.5 cm，真结合径8.5～9.5 cm；Ⅲ级（绝对性），骶耻外径≤16.0 cm，真结合径≤8.0 cm，足月胎儿不能经过产道，必须行剖宫产终止妊娠。在临床中常遇到的是前两种，我国妇女常见以下两种类型。

（1）单纯扁平骨盆：骨盆入口前后径缩短而横径正常。骨盆入口呈横扁圆形，骶岬向前下突。

（2）佝偻病性扁平骨盆：骨盆入口呈肾形，前后径明显缩短，骨盆出口横径变宽，骶岬前突，骶骨下段变直向后翘，尾骨呈钩状突向骨盆出口平面。髂骨外展，髂棘间径大于等于髂嵴间径，耻骨弓角度增大（图6-1）。

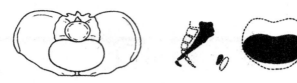

图 6-1　佝偻病性扁平骨盆

2.中骨盆及骨盆出口平面狭窄

狭窄分3级。Ⅰ级(临界性):坐骨棘间径10 cm,坐骨结节间径7.5 cm;Ⅱ级(相对性):坐骨棘间径8.5～9.5 cm,坐骨结节间径6.0～7.0 cm;Ⅲ级(绝对性):坐骨棘间径≤8.0 cm,坐骨结节间径≤5.5 cm。我国妇女常见以下两种类型。

(1)漏斗形骨盆:骨盆入口各径线值均正常,两侧骨盆壁向内倾斜似漏斗得名。其特点是中骨盆及骨盆出口平面均明显狭窄,使坐骨棘间径、坐骨结节间径均缩短,耻骨弓角度<90°。坐骨结节间径与出口后矢状径之和<15 cm。

(2)横径狭窄骨盆:骨盆各横径径线均缩短,各平面前后径稍长,坐骨切迹宽,测量骶耻外径值正常,但髂棘间径及髂嵴间径均缩短。中骨盆及骨盆出口平面狭窄,产程早期无头盆不称征象,当胎头下降至中骨盆或骨盆出口时,常不能顺利地转成枕前位,形成持续性枕横位或枕后位造成难产。

3.均小骨盆

骨盆外形属女型骨盆,但骨盆各平面均狭窄,每个平面径线较正常值小2 cm或更多,称均小骨盆。多见于身材矮小、体形匀称的妇女。

4.畸形骨盆

骨盆失去正常形态称畸形骨盆。

(1)骨软化症骨盆:现已罕见。是因缺钙、磷、维生素D及紫外线照射不足使成人期骨质矿化障碍,被类骨质组织所代替,骨质脱钙、疏松、软化。由于受躯干重力及两股骨向内上方挤压,使骶岬向前,耻骨联合前突,坐骨结节间径明显缩短,骨盆入口平面呈凹三角形(图 6-2)。严重者阴道不能容两指,一般不能经阴道分娩。

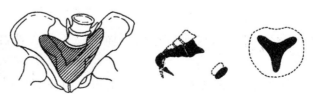

图 6-2　骨软化症骨盆

（2）偏斜型骨盆：是骨盆一侧斜径缩短，一侧髂骨翼与髋骨发育不良所致骶髂关节固定，以及下肢及髋关节疾病（图 6-3）。

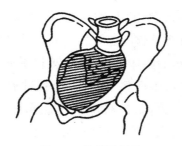

图 6-3　偏斜型骨盆

（二）临床表现

1.骨盆入口平面狭窄的临床表现

（1）胎头衔接受阻：一般情况下初产妇在妊娠末期，即预产期前 1～2 周或临产前胎头已衔接，即胎头双顶径进入骨盆入口平面，颅骨最低点达坐骨棘水平。若入口狭窄，即使已经临产，胎头仍未入盆，经检查胎头跨耻征阳性。胎位异常，如臀先露、面先露或肩先露的发生率是正常骨盆的 3 倍。

（2）若已临产，根据骨盆狭窄程度、产力强弱、胎儿大小及胎位情况不同，临床表现也不一样。骨盆临界性狭窄：若胎位、胎儿大小及产力正常，胎头常以矢状缝在骨盆入口横径衔接，多取后不均倾势，即后顶骨先入盆，后顶骨逐渐进入骶凹处，再使前顶骨入盆，则于骨盆入口横径上成头盆均倾势。临床表现为潜伏期活跃早期延长，活跃后期产程进展顺利。若胎头迟迟不入盆，此时常出现胎膜早破，其发生率为正常骨盆的 4～6 倍。由于胎膜早破母儿可发生感染。胎头不能紧贴宫颈内口诱发宫缩，常出现继发性宫缩乏力。骨盆绝对性狭窄：若产力、胎儿大小及胎位均正常，但胎头仍不能入盆，常发生梗阻性难产，这种情况可出现病理性缩复环，甚至子宫破裂。如胎先露部嵌入骨盆入口时间长，血液循环障碍，组织坏死，可形成泌尿生殖道瘘。在强大的宫缩压力下，胎头颅骨重叠，可出现颅骨骨折及颅内出血。

2.中骨盆平面狭窄的临床表现

（1）胎头能正常衔接：潜伏期及活跃早期进展顺利，当胎头下降达中骨盆时，由于内旋转受阻，胎头双顶径被阻于中骨盆狭窄部位之上，常出现持续性枕横位或枕后位，同时出现继发性宫缩乏力，活跃后期及第二产程延长甚至第二产程停滞。

(2)胎头受阻于中骨盆:有一定可塑性的胎头开始变形,颅骨重叠,胎头受压,异常分娩使软组织水肿,产瘤较大,严重时可发生脑组织损伤、颅内出血、胎儿窘迫。若中骨盆狭窄程度严重,宫缩又较强,可发生先兆子宫破裂及子宫破裂。强行阴道助产可导致严重软产道裂伤及新生儿产伤。

(3)骨盆出口平面狭窄的临床表现:骨盆出口平面狭窄与中骨盆平面狭窄常同时存在。若单纯骨盆出口平面狭窄,第一产程进展顺利,胎头达盆底受阻,第二产程停滞,继发性宫缩乏力,胎头双顶径不能通过出口横径,强行阴道助产可导致软产道、骨盆底肌肉及会阴严重损伤,胎儿严重产伤,对母儿危害极大。

(三)诊断

在分娩过程中,骨盆是个不变因素,也是估计分娩难易的一个重要因素。狭窄骨盆影响胎位和胎先露部的下降及内旋转,也影响宫缩。在估计分娩难易时,骨盆是首先考虑的一个重要因素。应根据胎儿的大小及骨盆情况尽早做出有无头盆不称的诊断,以决定适当的分娩方式。

1.病史

询问有无佝偻病、脊髓灰质炎、脊柱和髋关节结核及骨盆外伤等病史。对经产妇应详细询问既往分娩史,如有无难产史或新生儿产伤史等。

2.一般检查

测量身高,孕妇身高<145 cm时应警惕均小骨盆。观察孕妇体型、步态,有无下肢残疾,有无脊柱及髋关节畸形,米氏菱形窝是否对称。

3.腹部检查

观察腹型,检查有无尖腹及悬垂腹,有无胎位异常等。骨盆入口异常,因头盆不称、胎头不易入盆常导致胎位异常,如臀先露、肩先露。中骨盆狭窄则影响胎先露内旋转而导致持续性枕横位、枕后位等。部分初产妇在预产期前2周左右,经产妇于临产后胎头均应入盆。若已临产胎头仍未入盆,应警惕是否存在头盆不称。检查头盆是否相称具体方法:孕妇排空膀胱后,取仰卧,两腿伸直。检查者用手放在耻骨联合上方,将浮动的胎头向骨盆腔方向推压。若胎头低于耻骨联合,表示胎头可入盆(头盆相称),称胎头跨耻征阴性;若胎头与耻骨联合在同一平面,表示可疑头盆不称,称胎头跨耻征可疑阳性;若胎头高于耻骨联合,表示头盆明显不称,称胎头跨耻征阳性。对出现此类症状的孕妇,应让其取半卧位两腿屈曲,再次检查胎头跨耻征,若转为阴性,提示为骨盆倾斜度异常,而不是头盆不称。

4.骨盆测量

(1)骨盆外测量:骶耻外径<18 cm 为扁平骨盆。坐骨结节间径<8 cm,耻骨弓角度<90°为漏斗骨盆。各径线均小于正常值 2 cm 或以上为均小骨盆。骨盆两侧斜径(以一侧髂前上棘至对侧髂后上棘间的距离)及同侧直径(从髂前上棘至同侧髂后上棘间的距离)相差>1 cm 为偏斜骨盆。

(2)骨盆内测量:对角径<11.5 cm,骶骨岬突出为入口平面狭窄,属扁平骨盆。应检查骶骨前面弧度。坐骨棘间径<10 cm,坐骨切迹宽度<2 横指,为中骨盆平面狭窄。如坐骨结节间径<8 cm,则应测量出口后矢状径及检查骶尾关节活动度,如坐骨结节间径与出口后矢状径之和<15 cm,为骨盆出口平面狭窄。

(四)对母儿影响

1.对产妇的影响

骨盆狭窄影响胎头衔接及内旋转,容易发生胎位异常、胎膜早破、宫缩乏力,导致产程延长或停滞。胎先露压迫软组织过久导致组织水肿、坏死形成生殖道瘘。胎膜早破、肛查或阴道检查次数增多及手术助产增加产褥感染机会。剖宫产及产后出血者增多,严重梗阻性难产若不及时处理,可导致子宫破裂。

2.对胎儿及新生儿的影响

头盆不称易发生胎膜早破、脐带脱垂,脐带脱垂可导致胎儿窘迫甚至胎儿死亡。产程延长、胎儿窘迫使新生儿容易发生颅内出血、新生儿窒息等并发症。阴道助产机会增多,易发生新生儿产伤及感染。

(五)分娩时处理

处理原则:根据狭窄骨盆类别和程度、胎儿大小、胎心率、宫缩强弱、宫口扩张程度、胎先露下降情况、破膜与否,结合既往分娩史、年龄、产次、有无妊娠合并症及并发症决定分娩方式。

1.一般处理

在分娩过程中,应使产妇树立信心,消除紧张情绪和恐惧心理。保证能量及水分的摄入,必要时补液。注意产妇休息,监测宫缩、胎心,观察产程进展。

2.骨盆入口平面狭窄的处理

(1)明显头盆不称(绝对性骨盆狭窄):胎头跨耻征阳性者,足月胎儿不能经阴道分娩。应在临产后行剖宫产术结束分娩。

(2)轻度头盆不称(相对性骨盆狭窄):胎头跨耻征可疑阳性,足月活胎估计体质量<3 000 g,胎心正常及产力良好,可在严密监护下试产。胎膜未破者可

在宫口扩张3 cm时行人工破膜,若破膜后宫缩较强,产程进展顺利,多数能经阴道分娩。试产过程中若出现宫缩乏力,可用缩宫素静脉滴注加强宫缩。试产2~4小时胎头仍迟迟不能入盆,宫口扩张缓慢,或伴有胎儿窘迫征象,应及时行剖宫产术结束分娩。若胎膜已破,为了减少感染,应适当缩短试产时间。

(3)骨盆入口平面狭窄的试产:必须以宫口开大3~4 cm,胎膜已破为试产开始。胎膜未破者在宫口扩张3 cm时可行人工破膜。宫缩较强,多数能经阴道分娩。试产过程中如果出现宫缩乏力,可用缩宫素静脉滴注加强宫缩。若试产2~4小时,胎头不能入盆,产程进展缓慢,或伴有胎儿窘迫征象,应及时行剖宫产术。如胎膜已破,应适当缩短试产时间。骨盆入口平面狭窄,主要为扁平骨盆的妇女,妊娠末期或临产后,胎头矢状缝只能衔接于骨盆入口横径上。胎头侧屈使其两顶骨先后依次入盆,呈不均倾势嵌入骨盆入口,称为头盆均倾不均。前不均倾为前顶骨先嵌入,矢状缝偏后;后不均倾为后顶骨先嵌入,矢状缝偏前(图 6-4)。当胎头双顶骨均通过骨盆入口平面时,即可顺利地经阴道分娩。

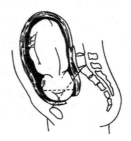

图 6-4   胎头嵌入骨盆姿势——后不均倾

3.中骨盆平面狭窄的处理

在分娩过程中,胎儿在中骨盆平面完成俯屈及内旋转动作。若中骨盆平面狭窄,则胎头俯屈及内旋转受阻,易发生持续性枕横位或持续性枕后位,产妇多表现为活跃期或第二产程延长及停滞、继发性宫缩乏力等。若宫口开全,胎头双顶径达坐骨棘平面或更低,可经阴道徒手旋转胎头为枕前位,待其自然分娩。宫口开全,胎心正常者可经阴道助产分娩。胎头双顶径在坐骨棘水平以上,或出现胎儿窘迫征象,应行剖宫产术。

4.骨盆出口平面狭窄的处理

骨盆出口平面是产道的最低部位,应于临产前对胎儿大小、头盆关系做出充分估计,决定能否经阴道分娩,诊断为骨盆出口平面狭窄者,不能进行试产。若发现出口横径狭窄,耻骨弓角度变锐,耻骨弓下三角空隙不能利用,胎先露部后移,利用出口后三角空隙娩出。临床上常用出口横径与出口后矢状径之和来估计出口大小。出口横径与出口后矢状径之和>15 cm时,多数可经阴道分娩,有时需阴道助产,应做较大的会阴切开。若两者之和<15 cm时,不应经阴道试产,应行剖宫产术终止妊娠。

5.均小骨盆的处理

胎儿估计不大,胎位正常,头盆相称,宫缩好,可以试产,通常可通过胎头变形和极度俯屈,以胎头最小径线通过骨盆腔,可能经阴道分娩。若有明显头盆不称,应尽早行剖宫产术。

6.畸形骨盆的处理

根据畸形骨盆种类、狭窄程度、胎儿大小、产力等综合判断。如果畸形严重、明显头盆不称者,应及早行剖宫产术。

二、软产道异常

软产道包括子宫下段、宫颈、阴道及骨盆底软组织构成的弯曲管道。软产道异常所致的难产较少见,临床上容易被忽视。在妊娠前或妊娠早期应常规行双合诊检查,了解软产道情况。

(一)外阴异常

1.外阴白色病变

皮肤黏膜慢性营养不良,组织弹性差,分娩时易发生会阴撕裂伤,宜做会阴后-侧切开术。

2.外阴水肿

某些疾病如重度子痫前期、重度贫血、心脏病及慢性肾炎孕妇若有全身水肿,可同时伴有重度外阴水肿,分娩时可妨碍胎先露部下降,导致组织损伤、感染和愈合不良等情况。临产前可用50%硫酸镁液湿热敷会阴,临产后仍有严重水肿者,在外阴严格消毒下进行多点针刺皮肤放液;分娩时行会阴后-侧切开;产后加强会阴局部护理,预防感染,可用50%硫酸镁液湿热敷,配合远红外线照射。

3.会阴坚韧

会阴坚韧尤其多见于35岁以上高龄初产妇。在第二产程可阻碍胎先露部下降,宜做会阴后-侧切开,以免胎头娩出时造成会阴严重裂伤。

4.外阴瘢痕

瘢痕挛缩使外阴及阴道口狭小,且组织弹性差,影响胎先露部下降。如瘢痕的范围不大,可经阴道分娩,分娩时应做会阴后-侧切开。如瘢痕过大,应行剖宫产术。

(二)阴道异常

1.阴道横隔

阴道横隔多位于阴道上段或中段,较坚韧,常影响胎先露部下降。因在横隔中央或稍偏一侧常有一小孔,常被误认为宫颈外口,在分娩时应仔细检查。

(1)阴道分娩:横隔被撑薄,可在直视下自小孔处将横隔做"X"形切开。横隔被切开后因胎先露部下降压迫,通常无明显出血,待分娩结束再切除剩余的隔,用可吸收线将残端做间断或连续锁边缝合。

(2)剖宫产:如横隔较高且组织坚厚,阻碍先露部下降,需行剖宫产术结束分娩。

2.阴道纵隔

(1)伴有双子宫、双宫颈时,当一侧子宫内的胎儿下降,纵隔被推向对侧,阴道分娩多无阻碍。

(2)当发生于单宫颈时,有时胎先露部的前方可见纵隔,可自行断裂,阴道分娩无阻碍。纵隔厚时应于纵隔中间剪断,用可吸收线将残端缝合。

3.阴道狭窄

产伤、药物腐蚀、手术感染可导致阴道瘢痕形成。若阴道狭窄部位位置低、狭窄程度轻,可经阴道分娩。狭窄位置高、狭窄程度重时宜行剖宫产术。

4.阴道尖锐湿疣

分娩时,为预防新生儿患喉乳头瘤,应行剖宫产术。病灶较大时可能造成软产道狭窄,影响胎先露下降时,也宜行剖宫产术。

5.阴道壁囊肿和肿瘤

(1)阴道壁囊肿较大时,会阻碍胎先露部下降,可行囊肿穿刺,抽出其内容物,待分娩后再选择时机进行处理。

(2)阴道内肿瘤大妨碍分娩,且肿瘤不能经阴道切除时,应行剖宫产术,阴道内肿瘤待产后再行处理。

(三)宫颈异常

1.宫颈外口黏合

宫颈外口黏合多在分娩受阻时发现。宫口为很小的孔,当宫颈管已消失而宫口却不扩张,一般用手指稍加压力分离,黏合的小孔可扩张,宫口即可在短时间内开全。但有时需行宫颈切开术,使宫口开大。

2.宫颈瘢痕

因孕前曾行宫颈深部电灼术或微波术、宫颈锥切术、宫颈裂伤修补术等所致。虽可于妊娠后软化,但宫缩很强时宫口仍不扩张,应行剖宫产。

3.宫颈坚韧

宫颈组织缺乏弹性,或精神过度紧张使宫颈挛缩,宫颈不易扩张,多见于高龄初产妇,可于宫颈两侧各注射 0.5％利多卡因 5～10 mL,也可静脉推注地西泮 10 mg。如宫颈仍不扩张,应行剖宫产术。

4.宫颈水肿

宫颈水肿多见于扁平骨盆、持续性枕后位或滞产,宫口没有开全而过早使用腹压,致使宫颈前唇长时间被压于胎头与耻骨联合之间,血液回流受阻引起水肿,影响宫颈扩张。多见于胎位异常或滞产。

(1)轻度宫颈水肿:①可以抬高产妇臀部;②同宫颈坚韧处理;③宫口接近开全时,可用手轻轻上托水肿的宫颈前唇,使宫颈越过胎头,能够经阴道分娩。

(2)严重宫颈水肿:经上述处理无明显效果,宫口扩张<3 cm,伴有胎儿窘迫,应行剖宫产术。

5.宫颈癌

宫颈硬而脆,缺乏伸展性,临产后影响宫口扩张,若经阴道分娩,有发生大出血、裂伤、感染及肿瘤扩散等危险,不应经阴道分娩,应考虑行剖宫产术,术后手术或放疗。

6.子宫肌瘤

较小的肌瘤没有阻塞产道可经阴道分娩,肌瘤待分娩后再行处理。子宫下段及宫颈部位的较大肌瘤可占据盆腔或阻塞于骨盆入口,阻碍胎先露部下降,宜行剖宫产术。

第二节　产 力 异 常

产力包括子宫收缩力、腹肌和膈肌收缩力及肛提肌收缩力,其中以宫缩力为主。在分娩过程中,子宫收缩(简称宫缩)的节律性、对称性及极性不正常或强度、频率有改变时,称为子宫收缩力异常。临床上多因产道或胎儿因素异常造成梗阻性难产,使胎儿通过产道阻力增加,导致继发性产力异常。产力异常分为子宫收缩乏力和子宫收缩过强两类。每类又分协调性宫缩和不协调性宫缩(图6-5)。

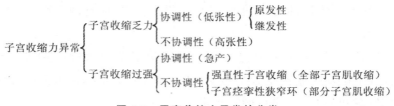

图 6-5　子宫收缩力异常的分类

一、子宫收缩乏力

(一)原因

子宫收缩乏力多由几个因素综合引起。

1.头盆不称或胎位异常

胎先露部下降受阻,不能紧贴子宫下段及宫颈,因此不能引起反射性宫缩,导致继发性子宫收缩乏力。

2.子宫因素

子宫发育不良,子宫畸形(如双角子宫)、子宫壁过度膨胀(如双胎、巨大胎儿、羊水过多等),经产妇的子宫肌纤维变性或子宫肌瘤等。

3.精神因素

初产妇尤其是高龄初产妇,精神过度紧张、疲劳均可使大脑皮层功能紊乱,导致子宫收缩乏力。

4.内分泌失调

临产后,产妇体内的雌激素、缩宫素、前列腺素的敏感性降低,影响子宫肌兴奋阈,致使子宫收缩乏力。

5.药物影响

产前较长时间应用硫酸镁,临产后不适当地使用吗啡、哌替啶、巴比妥类等镇静剂与镇痛剂;产程中不适当应用麻醉镇痛等均可使宫缩受到抑制。

(二)临床表现

根据发生时期可分为原发性和继发性两种。原发性宫缩乏力是指产程开始即宫缩乏力,宫口不能如期扩张,胎先露部不能如期下降,产程延长;继发性宫缩乏力是指活跃期即宫口开大 3 cm 及以后出现宫缩乏力,产程进展缓慢,甚至停滞。子宫收缩乏力有两种类型,临床表现不同。

1.协调性子宫收缩乏力(低张性子宫收缩乏力)

宫缩具有正常的节律性、对称性和极性,但收缩力弱,宫腔压力低＜2.0 kPa

(15 mmHg),持续时间短,间歇期长且不规律,当宫缩达极期时,子宫体不隆起和变硬,用手指压宫底部肌壁仍可出现凹陷,产程延长或停滞。由于宫腔内压力低,对胎儿影响不大。

2.不协调性子宫收缩乏力(高张性子宫收缩乏力)

宫缩的极性倒置,宫缩不是起自两侧宫角。宫缩的兴奋点来自子宫的一处或多处,节律不协调,宫缩时宫底部不强,而是体部和下段强。宫缩间歇期子宫壁不能完全松弛,表现为不协调性子宫收缩乏力。这种宫缩不能使宫口扩张和胎先露部下降,属无效宫缩。产妇自觉下腹部持续疼痛,拒按,烦躁不安,产程长,可导致肠胀气,排尿困难,胎儿胎盘循环障碍,常出现胎儿窘迫。检查时,下腹部常有压痛,胎位触不清,胎心不规律,宫口扩张缓慢,胎先露部下降缓慢或停滞。

3.产程曲线异常

子宫收缩乏力可导致产程曲线异常(图 6-6),常见有以下四种。

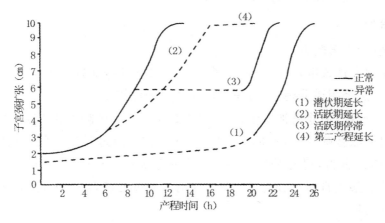

图 6-6 异常的宫颈扩张曲线

(1)潜伏期延长:从临产规律宫缩开始至宫口扩张 3 cm 称为潜伏期,初产妇潜伏期约需 8 小时,最大时限为 16 小时。超过 16 小时称为潜伏期延长。

(2)活跃期延长:从宫口扩张 3 cm 至宫口开全为活跃期。初产妇活跃期正常约需 4 小时,最大时限 8 小时,超过 8 小时为活跃期延长。

(3)活跃期停滞:进入活跃期后,宫颈口不再扩张达 2 小时以上,称为活跃期停滞,根据产程中定期阴道(肛门)检查诊断。

(4)第二产程延长:第二产程初产妇超过 2 小时,经产妇超过 1 小时尚未分娩,称为第二产程延长。

以上 4 种异常产程曲线,可以单独存在,也可以合并存在。当总产程超过 24 小时称为滞产。

(三)对母儿影响

1.对产妇的影响

产程延长,产妇休息不好,精神疲惫与体力消耗,可出现疲乏无力、肠胀气、排尿困难等,还可影响宫缩,严重时还引起脱水、酸中毒。又由于产程延长,膀胱受压在胎头与耻骨联合之间,导致组织缺血、水肿、坏死,形成瘘,如膀胱阴道瘘或尿道阴道瘘。另外,胎膜早破及产程中多次阴道(肛门)检查均可增加感染机会;产后宫缩乏力,易引起产后出血。

2.对胎儿的影响

宫缩乏力影响胎头内旋转,增加手术机会。不协调子宫收缩乏力不能使子宫壁完全放松,影响子宫胎盘循环。胎儿在宫内缺氧,胎膜早破,还易造成脐带受压或脱垂,造成胎儿窘迫,甚至胎死宫内。

(四)治疗

1.协调性宫缩乏力

无论是原发性或继发性,一旦出现,首先寻找原因,如判断无头盆不称和胎位异常,估计能经阴道分娩者,考虑采取加强宫缩的措施。

(1)第一产程:消除精神紧张,产妇过度疲劳,可给予地西泮(安定)10 mg 缓慢静脉注射或哌替啶 100 mg 肌内注射或静脉注射,经过一段时间,可使宫缩力加强;对不能进食者,可经静脉输液,10％葡萄糖液 500～1 000 mL 内加维生素 C 2 g,伴有酸中毒时可补充 5％碳酸氢钠。经过处理,宫缩力仍弱,可选用下列方法加强宫缩。

人工破膜:宫颈口开大 3 cm 以上,无头盆不称,胎头已衔接者,可行人工破膜。破膜后,胎头紧贴子宫下段及宫颈,引起反射性宫缩,加速产程进展。Bishop 提出用宫颈成熟度评分法估计加强宫缩措施的效果。如产妇得分在≤3 分,加强宫缩均失败,应改其他方法;4～6 分成功率约为 50％,7～9 分的成功率约为 80％,≥9 分均成功。

缩宫素静脉滴注:适用于宫缩乏力、胎心正常、胎位正常、头盆相称者。将缩宫素 1 U 加入 5％葡萄糖液 200 mL 内,以 8 滴/分,即 2.5 mU/min 开始,根据宫缩强度调整滴速,维持宫缩强度每间隔 2～3 分钟,持续 30～40 秒。缩宫素静脉滴注过程应有专人看守,观察宫缩,根据情况及时调整滴速。经过上述处理,如产程仍无进展或出现胎儿窘迫征象,应及时行剖宫产术。

(2)第二产程:第二产程如无头盆不称,出现宫缩乏力时也可加强宫缩,给予缩宫素静脉滴注,促进产程进展。如胎头双顶径已通过坐骨棘平面,可等待自然娩出,或行会阴侧切后行胎头吸引器或低位产钳助产;如胎头尚未衔接或伴有胎儿窘迫征象,均应立即行剖宫产术结束分娩。

(3)第三产程:为预防产后出血,当胎儿前肩露出于阴道口时,可给予缩宫素10 U 静脉注射,使宫缩增强,促使胎盘剥离与娩出及子宫血窦关闭。如产程长,破膜时间长,应给予抗生素预防感染。

2.不协调宫缩乏力

处理原则是镇静,调节宫缩,恢复宫缩极性。给予强镇静剂哌替啶 100 mg肌内注射,使产妇充分休息,醒后多能恢复为协调宫缩。如未能纠正,或已有胎儿窘迫征象,立即行剖宫产术结束分娩。

(五)预防

(1)应对孕妇进行产前教育,解除孕妇思想顾虑和恐惧心理,使孕妇了解妊娠和分娩均为生理过程,分娩过程中医护人员应热情耐心,家属陪产均有助于消除产妇的紧张情绪,增强信心,预防精神紧张所致的子宫收缩乏力。

(2)分娩时鼓励及时进食,必要时静脉补充营养。

(3)避免过多使用镇静药物,产程中使用麻醉镇痛应在宫口开全前停止给药,注意及时排空直肠和膀胱。

二、子宫收缩过强

(一)协调性子宫收缩过强

宫缩的节律性、对称性和极性均正常,仅宫缩过强、过频,如产道无阻力,宫颈可在短时间内迅速开全,分娩在短时间内结束,总产程不足 3 小时,称为急产,经产妇多见。

1.对母儿影响

(1)对产妇的影响:宫缩过强过频,产程过快,可致宫颈、阴道及会阴撕裂伤。接生时来不及消毒,可致产褥感染。产后子宫肌纤维缩复不良易发生胎盘滞留或产后出血。

(2)对胎儿和新生儿的影响:宫缩过强影响子宫胎盘的血液循环,易发生胎儿窘迫、新生儿窒息甚或死亡;胎儿娩出过快,胎头在产道内受到的压力突然解除,可致新生儿颅内出血;来不及消毒接生,易致新生儿感染;如坠地可致骨折、外伤。

2.处理

(1)有急产史的产妇:在预产期前1~2周不宜外出远走,以免发生意外,有条件应提前住院待产。

(2)临产后不宜灌肠,提前做好接生和抢救新生儿窒息的准备。胎儿娩出时勿使产妇向下屏气。

(3)产后仔细检查软产道,包括宫颈、阴道、外阴,如有撕裂,及时缝合。

(4)新生儿处理:肌内注射维生素 K_1 每天 2 mg,共 3 天,以预防新生儿颅内出血。

(5)如属未消毒接生,母儿均给予抗生素预防感染,酌情接种破伤风免疫球蛋白。

(二)不协调性子宫收缩过强

1.强直性宫缩

强直性宫缩多因外界因素造成,如临产后分娩受阻或不适当应用缩宫素,或胎盘早剥血液浸润子宫肌层,均可引起宫颈内口以上部分子宫肌层出现强直性痉挛性宫缩。

(1)临床表现:产妇烦躁不安,持续性腹痛,拒按,胎位触不清,胎心听不清,有时还可出现病理缩复环、血尿等先兆子宫破裂征象。

(2)处理:一旦确诊为强直性宫缩,应及时给予宫缩抑制剂,如 25% 硫酸镁 20 mL 加入 5% 葡萄糖液 20 mL 缓慢静脉推注。如存在梗阻原因,应立即行剖宫产术结束分娩。

2.子宫痉挛性狭窄环

子宫壁某部肌肉呈痉挛性不协调性收缩所形成的环状狭窄,持续不放松,称为子宫痉挛性狭窄环。多在子宫上下段交界处,也可在胎体某一狭窄部,以胎颈、胎腰处常见(图 6-7)。

(1)原因:多因精神紧张、过度疲劳及不适当地应用宫缩剂或粗暴地进行产科处理所致。

(2)临床表现:产妇出现持续性腹痛,烦躁不安,宫颈扩张缓慢,胎先露下降停滞。胎心时快时慢,阴道检查可触及狭窄环。子宫痉挛性狭窄环特点是此环不随宫缩上升。

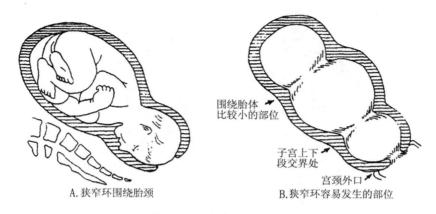

围绕胎体
比较小的部位

子宫上下
段交界处

宫颈外口

A.狭窄环围绕胎颈　　　　　B.狭窄环容易发生的部位

图 6-7　子宫痉挛性狭窄环

（3）处理：认真寻找原因，及时纠正。禁止阴道内操作，停用缩宫素。如无胎儿窘迫征象，可给予哌替啶 100 mg 肌内注射，一般可消除异常宫缩。当宫缩恢复正常，可行阴道手术助产或等待自然分娩。如经上述处理，狭窄环不缓解，宫口未开全，胎先露部高，或已伴有胎儿窘迫，应立即行剖宫产术。如胎儿已死亡，宫口开全，则可在全麻下经阴道分娩。

第三节　胎位异常

胎位异常是造成难产的常见因素之一。分娩时枕前位约占 90％，而胎位异常约占 10％。其中胎头位置异常居多。有因胎头在骨盆内旋转受阻的持续性枕横位、持续性枕后位；有因胎头俯屈不良呈不同程度仰伸的面先露、额先露；还有高直位、前不均倾位等。总计占 6％～7％，胎产式异常的臀先露占 3％～4％，肩先露极少见。此外，还有复合先露。

一、持续性枕横位

在分娩过程中，胎头以枕后位或枕横位衔接，在下降过程中，强有力的宫缩多能使胎头向前转 135°或 90°，转成枕前位而自然分娩。如胎头持续不能转向前方，直至分娩后期，仍然位于母体骨盆的后方或侧方，致使发生难产者，称为持续性枕后位（图 6-8）或持续性枕横位，持续性枕后位。

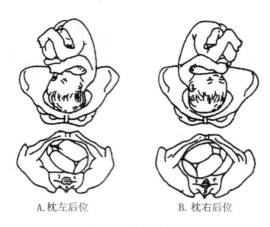

A. 枕左后位   B. 枕右后位

图 6-8　持续性枕后位

(一)原因

1.骨盆狭窄

男人型骨盆或类人猿型骨盆,其特点是入口平面前半部较狭窄,后半部较宽大,胎头较容易以枕后位或枕横位衔接,又常伴中骨盆狭窄,影响胎头在中骨盆平面向前旋转,致使成为持续性枕后位或持续性枕横位。

2.胎头俯屈不良

如胎头以枕后位衔接,胎儿脊柱与母体脊柱接近,不利于胎头俯屈,胎头前囟成为胎头下降的最低部位,而最低点又常转向骨盆前方,当前囟转至前方或侧方时,胎头枕部转至后方或侧方,形成持续性枕后位或持续性枕横位。

(二)诊断

1.临床表现

临产后,胎头衔接较晚或俯屈不良,由于枕后位的胎先露部不易紧贴宫颈和子宫下段,常导致宫缩乏力及宫颈扩张较慢;因枕骨持续位于骨盆后方压迫直肠,产妇自觉肛门坠胀及排便感,致使宫口尚未开全时,过早使用腹压,容易导致宫颈前唇水肿和产妇疲劳,影响产程进展,常导致第二产程延长。

2.腹部检查

头位胎背偏向母体的后方或侧方,母体腹部的 2/3 被胎体占有,而肢体占1/3者为枕前位,胎体占1/3而肢体占 2/3 者为枕后位。

3.阴道(肛门)检查

宫颈部分扩张或开全时,感到盆腔后部空虚,胎头矢状缝位于骨盆斜径上,前囟在骨盆右前方,后囟(枕部)在骨盆左后方为枕左后位,反之为枕右后位;当发现产瘤(胎头水肿)、颅骨重叠,囟门触不清时,需借助胎儿耳郭及耳屏位置及方向判定胎位。如耳郭朝向骨盆后方,则可诊断为枕后位;如耳郭朝向骨盆侧方,则为枕横位。

4.B超检查

根据胎头颜面及枕部的位置,可以准确探清胎头位置以明确诊断。

(三)分娩机制

胎头多以枕横位或枕后位衔接。如在分娩过程中,不能转成枕前位时,可有以下两种分娩机制。

1.枕左后(枕右后)

胎头枕部到达中骨盆向后行45°内旋转,使矢状缝与骨盆前后径一致,胎儿枕部朝向骶骨成枕后位。其分娩方式有两种。

(1)胎头俯屈较好:当胎头继续下降至前囟抵达耻骨弓下时,以前囟为支点,胎头俯屈,使顶部和枕部自会阴前缘娩出,继之胎头仰伸,相继由耻骨联合下娩出额、鼻、口、颏。此种分娩方式为枕后位经阴道分娩最常见的方式(图6-9A)。

(2)胎头俯屈不良:当鼻根出现在耻骨联合下缘时,以鼻根为支点,胎头先俯屈,从会阴前缘娩出前囟、顶及枕部,然后胎头仰伸,使鼻、口、颏部相继由耻骨联合下娩出(图6-9B)。因胎头以较大的枕额周径旋转,胎儿娩出困难,多需助产手术。

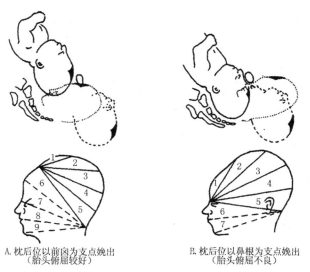

A. 枕后位以前囟为支点娩出　　　　　B. 枕后位以鼻根为支点娩出
　　(胎头俯屈较好)　　　　　　　　　　(胎头俯屈不良)

图 6-9　枕后位分娩机制

2.枕横位

部分枕横位于下降过程中无内旋转动作,或枕后位的胎头枕部仅向前旋转45°成为持续性枕横位,多数需徒手将胎头转成枕前位后自然或助产娩出。

(四)对母儿的影响

1.对产妇的影响

对产妇的影响常导致继发宫缩乏力,产程延长,常需手术助产;且容易发生软产道损伤,增加产后出血及感染的机会;如胎头长时间压迫软产道,可发生缺血、坏死、脱落,形成生殖道瘘。

2.对胎儿的影响

由于第二产程延长和手术助产机会增多,常引起胎儿窘迫和新生儿窒息,使围生儿发病率和死亡率增加。

(五)治疗

1.第一产程

严密观察产程,让产妇朝向胎背侧方向侧卧,以利胎头枕部转向前方。如宫缩欠佳,可静脉滴注缩宫素。宫口开全之前,嘱产妇不要过早屏气用力,以免引起宫颈水肿而阻碍产程进展。如果产程无明显进展,或出现胎儿窘迫,需行剖宫产术。

2.第二产程

如初产妇已近 2 小时,经产妇已近 1 小时,应行阴道检查,再次判断头盆关系,决定分娩方式。当胎头双顶径已达坐骨棘水平面或更低时,可先行徒手转儿头,待枕后位或枕横位转成枕前位,使矢状缝与骨盆出口前后径一致,可自然分娩,或阴道手术助产(低位产钳或胎头吸引器);如转成枕前位有困难时,也可向后转成正枕后位,再以低位产钳助产,但以枕后位娩出时,需行较大侧切,以免造成会阴裂伤。如胎头位置较高,或疑头盆不称,均需行剖宫产术,中位产钳禁止使用。

3.第三产程

因产程延长,易发生宫缩乏力,故胎盘娩出后立即肌内注射宫缩剂,防止产后出血;有软产道损伤者,应及时修补。新生儿重点监护。手术助产及有软产道裂伤者,产后给予抗生素预防感染。

二、高直位

胎头以不屈不仰姿势衔接于骨盆入口,其矢状缝与骨盆入口前后径一致,称为高直位。高直位是一种特殊的胎头位置异常,胎头的枕骨在母体耻骨联合的后方,称高直前位,又称枕耻位(图 6-10);胎头枕骨位于母体骨盆骶岬前,称高直后位,又称枕骶位(图 6-11)。

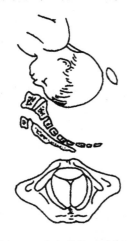 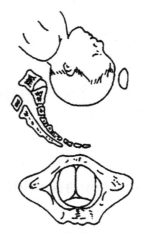

图 6-10　高直前位(枕耻位)　　　　　　图 6-11　高直后位(枕骶位)

(一)诊断

1.临床表现

临产后胎头不俯屈,胎头进入骨盆入口的径线增大,胎头迟迟不能衔接,胎头下降缓慢或停滞,宫颈扩张也缓慢,致使产程延长。

2.腹部检查

枕耻位时,胎背靠近腹前壁,不易触及胎儿肢体,胎心位置稍高在腹中部听得较清楚;枕骶位时,胎儿小肢体靠近腹前壁,有时在耻骨联合上方,可明显地触及胎儿下颏。

3.阴道检查

阴道检查发现胎头矢状缝与骨盆前后径一致,前囟在耻骨联合后,后囟在骶骨前,为枕骶位,反之为枕耻位。由于胎头紧嵌于骨盆入口处,妨碍胎头与宫颈的血液循环,阴道检查时常可发现产瘤,其范围与宫颈扩张程度相符合。一般直径为 3~5 cm,产瘤一般在两顶骨之间,因胎头有不同程度的仰伸所致。

(二)分娩机制

1.枕耻位

如胎儿较小,宫缩强,可使胎头俯屈、下降,双顶径达坐骨棘平面以下时,可能经阴道分娩;但胎头俯屈不良而无法入盆时,需行剖宫产。

2.枕骶位

胎背与母体腰骶部贴近,妨碍胎头俯屈及下降,使胎头处于高浮状态,迟迟不能入盆。

(三)治疗

1.枕耻位

枕耻位可给予试产,加速宫缩,促使胎头俯屈,有望阴道分娩或手术助产,如试产失败,应行剖宫产。

2.枕骶位

枕骶位一经确诊,应行剖宫产。

三、枕横位中的前不均倾位

头位分娩中,胎头不论采取枕横位、枕后位或枕前位通过产道,均可发生不均倾势(胎头侧屈),枕横位时较多见,枕前位与枕后位时较罕见。而枕横位的胎头(矢状缝与骨盆入口横径一致)如以前顶骨先入盆则称为前不均倾(图 6-12)。

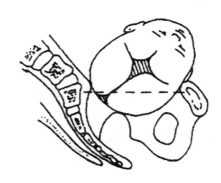

图 6-12   前不均倾位

(一)诊断

1.临床表现

因胎头迟迟不能入盆,宫颈扩张缓慢或停滞,使产程延长,前顶骨紧嵌于耻骨联合后方压迫尿道和宫颈前唇,导致尿潴留,宫颈前唇水肿及胎膜早破。胎头受压过久,可出现胎头水肿,又称产瘤。左枕横时产瘤于右顶骨上;右枕横时产瘤于左顶骨上。

2.腹部检查

前不均倾时胎头不易入盆。临产早期,于耻骨联合上方可扪到前顶部,随产程进展,胎头继续侧屈使胎头与胎肩折叠于骨盆入口处,因胎头折叠于胎肩之后,使胎肩高于耻骨联合平面,于耻骨联合上方只能触到一侧胎肩而触不到胎头。

3.阴道检查

胎头矢状缝在骨盆入口横径上,向后移靠近骶岬,同时前后囟一起后移,前顶骨紧紧嵌于耻骨联合后方,致使盆腔后半部空虚,而后顶骨大部分嵌在骶岬之上。

(二)分娩机制

以枕横位入盆的胎头侧屈,多数以后顶骨先入盆,滑入骶岬下骶骨凹陷区,前顶骨再滑下去,至耻骨联合成为均倾姿势;少数以前顶骨先入盆,由于耻骨联合后面平直,前顶骨受阻,嵌顿于耻骨联合后面,而后顶骨架在骶岬之上,无法下降入盆。

(三)治疗

一经确诊为前不均倾位,应尽快行剖宫产术。

四、面先露

面先露多于临产后发现。系因胎头极度仰伸,使胎儿枕部与胎背接触。面先露以颏为指示点,有颏左前、颏左横、颏左后、颏右前、颏右横和颏右后六种胎位。以颏左前和颏右后多见,经产妇多于初产妇。

(一)诊断

1.腹部检查

因胎头极度仰伸入盆受阻,胎体伸直,宫底位置较高。颏左前时,在母体腹前壁容易扪及胎儿肢体,胎心由胸部传出,故在胎儿肢体侧的下腹部听得清楚。颏右后时,于耻骨联合上方可触及胎儿枕骨隆突与胎背之间有明显的凹陷,胎心遥远而弱。

2.阴道(肛门)检查

阴道检查可触到高低不平、软硬不均的颜面部,如宫口开大时,可触及胎儿的口、鼻、颧骨及眼眶,并根据颏部所在位置确定其胎位。

(二)分娩机制

1.颏左前

胎头以仰伸姿势入盆、下降,胎儿面部达骨盆底时,胎头极度仰伸,颏部为最低点,故转向前方。胎头继续下降并极度仰伸,当颏部自耻骨弓下娩出后,极度仰伸的胎颈前面处于产道的小弯(耻骨联合),胎头俯屈时,胎头后部能够适应产道的大弯(骶骨凹),使口、鼻、眼、额、前囟及枕部自会阴前缘相继娩出(图 6-13),但产程明显延长。

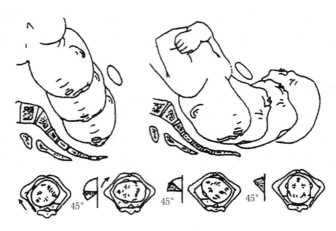

图 6-13　颜面位分娩机制

2.颏右后

胎儿面部达骨盆底后,有可能经内旋转 135° 以颏前位娩出(图 6-13,图 6-14A)。如因内旋转受阻,成为持续性颏右后,胎颈极度伸展,不能适应产道的大弯,足月活胎不能经阴道娩出(图 6-14B)。

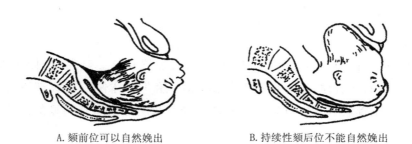

A.颏前位可以自然娩出　　　　　B.持续性颏后位不能自然娩出

图 6-14　颏前位及颏后位分娩示意图

(三)对母儿的影响

1.对产妇的影响

颏左前时因胎儿面部不能紧贴子宫下段及宫颈,常引起宫缩乏力,致使产程延长,颜面部骨质不能变形,易发生会阴裂伤。颏右后可发生梗阻性难产,如不及时发现,准确处理,可导致子宫破裂,危及产妇生命。

2.对胎儿和新生儿的影响

胎儿面部受压变形,颜面皮肤青紫、肿胀,尤以口唇为著,影响吸吮,严重时会发生会厌水肿影响呼吸和吞咽。新生儿常于出生后保持仰伸姿势达数天之久。

(四)治疗

1.颏左前

如无头盆不称,产力良好,经产妇有可能自然分娩或行产钳助娩;初产妇有头盆不称或出现胎儿窘迫征象时,应行剖宫产。

2.颏右后

应行剖宫产术。如胎儿畸形,无论颏左前或颏右后,均应在宫口开全后,全麻下行穿颅术结束分娩,术后常规检查软产道,如有裂伤,应及时缝合。

五、臀先露

臀先露是最常见的异常胎位,占妊娠足月分娩的 $3\%\sim4\%$。因胎头比胎臀大,且分娩时后出胎头无法变形,往往娩出困难;加之脐带脱垂较常见,使围生儿死亡率增高,为枕先露的 $3\sim8$ 倍。臀先露以骶骨为指示点,有骶左前、骶左横、骶左后、骶右前、骶右横和骶右后 6 种胎位。

(一)原因

妊娠 30 周以前,臀先露较多见,妊娠 30 周以后,多能自然转成头先露。持续为臀先露其原因尚不十分明确,可能的因素有以下几种。

1.胎儿在宫腔内活动范围过大

羊水过多,经产妇腹壁松弛及早产儿羊水相对偏多,胎儿在宫腔内自由活动形成臀先露。

2.胎儿在宫腔内活动范围受限

子宫畸形(如单角子宫、双角子宫等)、胎儿畸形(如脑积水等)、双胎、羊水过少、脐带缠绕致脐带相对过短等均易发生臀先露。

3.胎头衔接受阻

狭窄骨盆、前置胎盘、肿瘤阻塞盆腔等,也易发生臀先露。

(二)临床分类

根据胎儿两下肢的姿势分为以下几种。

1.单臀先露或腿直臀先露

胎儿双髋关节屈曲,双膝关节直伸。以臀部为先露,最多见。

2.完全臀先露或混合臀先露

胎儿双髋关节及膝关节均屈曲,有如盘膝坐,以臀部和双足为先露,较多见。

3.不完全臀先露

胎儿以一足或双足、一膝或双膝或一足一膝为先露,膝先露是暂时的,随产程进展或破水后发展为足先露,较少见。

(三)诊断

1.临床表现

孕妇常感肋下有圆而硬的胎头,由于胎臀不能紧贴子宫下段及宫颈,常导致宫缩乏力,宫颈扩张缓慢,致使产程延长。

2.腹部检查

子宫呈纵椭圆形,胎体纵轴与母体纵轴一致,在宫底部可触到圆而硬、按压有浮球感的胎头;而在耻骨联合上方可触到不规则、软且宽的胎臀,胎心在脐左(或右)上方听得最清楚。

3.阴道(肛门)检查

在肛查不满意时,阴道检查可扪及软而不规则的胎臀或触到胎足、胎膝,同时了解宫颈扩张程度及有无脐带脱垂发生。如胎膜已破,可直接触到胎臀,外生殖器及肛门,如触到胎足时,应与胎手相鉴别(图6-15)。

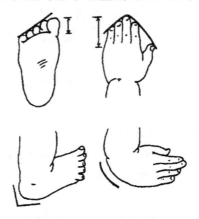

图6-15　胎手与胎足的区别

4.B超检查

B超能准确探清臀先露类型与胎儿大小,胎头姿势等。

(四)分娩机制

在胎体各部中,胎头最大,胎肩小于胎头,胎臀最小。头先露时,胎头一经娩出,身体其他部分随即娩出,而臀先露时则不同,较小而软的胎臀先娩出,最大的胎头则最后娩出。为适合产道的条件,胎臀、胎肩、胎头需按一定机制适应产道条件方能娩出,故需要掌握胎臀、胎肩及胎头三部分的分娩机制,以骶右前为例加以阐述。

1.胎臀娩出

临产后,胎臀以粗隆间径衔接于骨盆入口右斜径上,骶骨位于右前方,胎臀继续下降,前髋下降稍快,故位置较低,抵达骨盆底遭到阻力后,前髋向母体右侧行 45°内旋转,使前髋位于耻骨联合后方,此时粗隆间径与母体骨盆出口前后径一致。胎臀继续下降,胎体侧屈以适应产道弯曲度,后髋先从会阴前缘娩出,随即胎体稍伸直,使前髋从耻骨弓下娩出,继之,双腿双足娩出,当胎臀及两下肢娩出后,胎体行外旋转,使胎背转向前方或右前方。

2.胎肩娩出

当胎体行外旋转的同时,胎儿双肩径衔接于骨盆入口右斜径或横径上,并沿此径线逐渐下降,当双肩达骨盆底时,前肩向右旋转 45°转至耻骨弓下,使双肩径与骨盆中、出口前后径一致。同时胎体侧屈使后肩及后上肢从会阴前缘娩出。继之,前肩及前上肢从耻骨弓下娩出。

3.胎头娩出

当胎肩通过会阴时,胎头矢状缝衔接于骨盆入口左斜径或横径上,并沿此径线逐渐下降,同时胎头俯屈,当枕骨达骨盆底时,胎头向母体左前方旋转 45°,使枕骨朝向耻骨联合。胎头继续下降。当枕骨下凹到达耻骨弓下缘时,以此处为支点,胎头继续俯屈,使颏、面及额部相继自会阴前缘娩出,随后枕部自耻骨弓下娩出。

(五)对母儿的影响

1.对产妇的影响

胎臀不规则,不能紧贴子宫下段及宫颈,容易发生胎膜早破或继发性宫缩乏力,增加产褥感染与产后出血的风险,如宫口未开全强行牵拉,容易造成宫颈撕裂,甚至延及子宫下段。

2.对胎儿和新生儿的影响

胎臀高低不平,对前羊膜囊压力不均匀,常致胎膜早破,脐带脱垂,造成胎儿窘迫甚至胎死宫内。由于娩出胎头困难,可发生新生儿窒息、臂丛神经损伤及颅内出血等。

(六)治疗

1.妊娠期

妊娠30周前,臀先露多能自行转成头位,如妊娠30周后仍为臀先露应注意寻找形成臀位原因。

2.分娩期

分娩期应根据产妇年龄、胎次、骨盆大小、胎儿大小、臀先露类型及有无并发症,于临产初期做出正确判断,决定分娩方式。

(1)择期剖宫产的指征:狭窄骨盆、软产道异常、胎儿体质量大于3 500 g、儿头仰伸、胎儿窘迫、高龄初产、有难产史、不完全臀先露等。

(2)决定阴道分娩的处理:可根据不同的产程分别处理。

第一产程:产妇应侧卧,不宜过多走动,少做肛查,不灌肠,尽量避免胎膜破裂。一旦破裂,立即听胎心。如胎心变慢或变快,立即肛查,必要时阴道检查,了解有无脐带脱垂。如脐带脱垂,胎心好,宫口未开全,为抢救胎儿,需立即行剖宫产术。如无脐带脱垂,可严密观察胎心及产程进展。如出现宫缩乏力,应设法加强宫缩,当宫口开大4～5 cm时胎足即可经宫口娩出阴道。为了使宫颈和阴道充分扩张,消毒外阴之后,使用"堵"外阴方法。当宫缩时,用消毒巾以手掌堵住阴道口让胎臀下降,避免胎足先下降。待宫口及阴道充分扩张后才让胎臀娩出。此法有利于后出胎头的顺利娩出。在堵的过程中,应每隔10～15分钟听胎心1次,并注意宫口是否开全。宫口已开全再堵易引起胎儿窘迫或子宫破裂。宫口近开全时,要做好接生和防止新生儿窒息的准备。

第二产程:接生前,应导尿,排空膀胱。初产妇应做会阴侧切术。可有三种分娩方式。①自然分娩:胎儿自然娩出,不做任何牵拉,极少见,仅见于经产妇、胎儿小、产力好、产道正常者。②臀助产术:当胎臀自然娩出至脐部后,胎肩及后出胎头由接生者协助娩出,脐部娩出后,胎头娩出最长不能超过8分钟。③臀牵引术:胎儿全部由接生者牵引娩出。此种手术对胎儿损伤大,不宜采用。

第三产程:产程延长,易并发子宫乏力性出血。胎盘娩出后,应静推或肌内注射缩宫素防止产后出血。手术助产分娩于产后常规检查软产道,如有损伤,应及时缝合,并给抗生素预防感染。

六、肩先露

胎体纵轴和母体纵轴相垂直为横产式,胎体横卧于骨盆入口之上,先露部为肩,称为肩先露。肩先露占妊娠足月分娩总数的 0.1%～0.25%,是对母儿最不利的胎位。除死胎和早产儿肢体可折叠娩出外,足月活胎不可能经阴道娩出。如不及时处理,容易造成子宫破裂,威胁母儿生命。根据胎头在母体左(右)侧和胎儿肩胛朝向母体前(后)方,分为肩左前、肩右前、肩左后和肩右后四种胎位。

(一)原因

与臀先露发生原因类似,初产妇肩先露首先必须排除狭窄骨盆和头盆不称。

(二)诊断

1.临床表现

先露部胎肩不能紧贴子宫下段及宫颈,缺乏直接刺激,容易发生宫缩乏力,胎肩对宫颈压力不均匀,容易发生胎膜早破,破膜后羊水迅速外流,胎儿上肢或脐带容易脱出,导致胎儿窘迫,甚至胎死宫内。随着宫缩不断加强,胎肩及胸廓一部分被挤入盆腔内,胎体折叠弯曲,胎颈被拉长,上肢脱出于阴道口外,胎头和胎臀仍被阻于骨盆入口上方,形成嵌顿性或忽略性肩先露(图 6-16)。

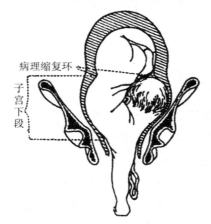

图 6-16　忽略性肩先露

宫缩继续加强,子宫上段越来越厚,子宫下段被动扩张越来越薄,由于子宫上下段肌壁厚薄相差悬殊,形成环状凹陷,并随宫缩逐渐升高,甚至可达脐上,形成病理缩复环,是子宫破裂的先兆。如不及时处理,将发生子宫破裂。

2.腹部检查

子宫呈横椭圆形,子宫底高度低于妊娠周数,子宫横径宽,宫底部及耻骨联合上方较空虚,在母体腹部一侧可触到胎头,另侧可触到胎臀。肩左前时,胎背朝向母体腹壁,触之宽大平坦。胎心于脐周两侧听得最清楚。根据腹部检查多可确定胎位。

3.阴道（肛门）检查

胎膜未破者，因胎先露部浮动于骨盆入口上方，肛查不易触及胎先露部；如胎膜已破，宫口已扩张者，阴道检查可触到肩胛骨或肩峰、肋骨及腋窝。腋窝尖端示胎儿头端，据此可决定胎头在母体左（右）侧，肩胛骨朝向母体前（后）方，可决定肩前（后）位。如胎头于母体右侧，肩胛骨朝向后方，则为肩右后位。胎手若已脱出阴道口外，可用握手法鉴别是胎儿左手或右手，因检查者只能与胎儿同侧手相握，如肩右前位时左手脱出，检查者用左手与胎儿左手相握。余类推。

4.B超检查

B超检查能准确探清肩先露，并能确定具体胎位。

（三）治疗

1.妊娠期

妊娠后期发现肩先露应及时矫正。可采用胸膝卧位或试行外倒转术转成纵产式（头先露或臀先露）并包扎腹部以固定产式。如矫正失败，应提前入院决定分娩方式。

2.分娩期

根据胎产式、胎儿大小、胎儿是否存活、宫颈扩张程度、胎膜是否破裂、有无并发症等决定分娩方式。

（1）足月，活胎，未临产，择期剖宫产术。

（2）足月，活胎，已临产，无论破膜与否，均应行剖宫产术。

（3）已出现先兆子宫破裂或子宫破裂征象，无论胎儿存活，均应立即剖宫产，术中如发现宫腔感染严重，应将子宫一并切除（子宫次全切除术或子宫全切术）。

（4）胎儿已死，无先兆子宫破裂征象，如宫口已开全，可在全麻下行断头术或毁胎术。术后应常规检查子宫下段、宫颈及阴道有无裂伤。如有裂伤应及时缝合。注意预防产后出血，并需应用抗生素预防感染。

七、复合先露

胎先露部（胎头或胎臀）伴有肢体（上肢或下肢）同时进入骨盆入口，称为复合先露。临床以头与手的复合先露最常见，多发生于早产者，发生率为 $1.43‰\sim$ $1.60‰$。

（一）诊断

当产程进展缓慢时，做阴道检查发现胎先露旁有肢体而明确诊断。常见胎头与胎手同时入盆。应注意与臀先露和肩先露相鉴别。

(二)治疗

(1)无头盆不称,让产妇向脱出的肢体对侧侧卧,肢体常可自然缩回。脱出的肢体与胎头已入盆,待宫口开全后于全麻下上推肢体,将其回纳,然后经腹压胎头下降,以低位产钳助娩,或行内倒转术助胎儿娩出。

(2)头盆不称或伴有胎儿窘迫征象,应行剖宫产术。

第四节　难　产

决定分娩的四大因素是产力、产道、胎儿及精神心理因素,其中任何一个或多个因素异常即可能导致分娩进程受阻而发生难产,判断和处理时应当综合考虑。

一、难产的因素及其相互间的关系

导致难产的因素虽不外乎分娩的产力、产道与胎儿三方面的异常,但此三方面因素可能单独存在,或同时存在并且可相互影响,如产力异常方面有原发性子宫收缩乏力与继发性子宫收缩乏力,产道方面有骨产道与软产道的异常,胎儿方面不仅有发育方面的异常(包括过度发育与畸形),还有胎位方面的异常。所有这些异常既可以单独存在,又可以相互影响,其影响不仅可以发生于异常者之间,如胎儿发育异常与骨盆异常等;亦可发生于正常与异常之间,如胎儿发育正常与重度骨盆狭窄等。更值得注意的是有些异常并不明显,如轻度骨盆狭窄、头位异常等,其诊断与处理的正确与否,往往建立于医师对此类情况的基本要领与定义的认识与熟悉,如必须了解轻、中、重度骨盆狭窄的区分标准,枕后位与持续性枕后位的鉴别等。

二、头位难产的诊断

明显的胎儿发育异常、胎头位置异常及骨盆狭窄常在临产前容易发现,而临界性异常(如骨盆临界狭窄)及产力异常往往在临产后出现分娩受阻,需要耐心细致地观察产程。善于发现早期异常表现,才能得到及时的诊断及正确的处理。头位难产的诊断应注意以下几个方面。

(一)病史

仔细询问产妇既往内科、外科病史,以及是否有佝偻病、骨质软化症、脊髓灰质炎、严重的胸廓或脊柱变形、骨盆骨折病史,是否曾有剖宫产、阴道手术助产和反复发生臀先露或横位的经产妇、死胎、死产、新生儿产伤等病史。

(二)全面检查产妇情况

了解产妇思想状态,对妊娠及分娩的认识。全身体检特别要注意心、肺、肝、肾等重要器官情况,测量血压、脉搏、呼吸、体温,了解有无妊娠并发症和内、外科合并症,有无脱水、酸中毒,以及排尿、排便情况。若仅注意产科情况而忽略产妇全身情况常会造成诊断和处理上的重大失误,给母儿带来严重危害,故应引起产科医务人员的高度重视。

(三)仔细检查产科情况

1.产道

临产前应仔细检查孕妇产道包括骨产道和软产道是否有明显异常,以决定行选择性剖宫产或阴道试产。按骨盆狭窄程度进行评分(表 6-1),临界性骨盆狭窄可经阴道试产,但应严密观察在良好宫缩情况下的产程进展,根据分娩进展情况采取合理措施。

表 6-1　骨盆狭窄的标准及评分

骨盆大小	骶耻外径(cm)	对角径(cm)	坐骨结节间径(cm)	坐骨结节间径+后矢状径(cm)	出口面前后径(cm)	评分
>正常	>19.5	>13.5	>9.0	>18.0	>12.0	6
正常	18.5~19.5	12.0~13.5	8.0~9.0	15.5~18.0	11.0~12.0	5
临界狭窄	18.0	11.5	7.5	15.0	10.5	4
轻度狭窄	17.5	11.0	7.0	14.0	10.0	3
中度狭窄	17.0	10.5	6.5	13.0	9.5	2
重度狭窄	16.5	10.0	6.0	12.0	9.0	1
绝对狭窄	≤16.0	≤9.5	≤5.5	≤12.0	≤8.0	0

2.胎儿

临产前应尽量准确估计胎儿体重,除了测量宫高、腹围外,还应做 B 超测量胎儿径线(如双顶径、头围、腹围、股骨长、肱骨长等),尽量使估计的胎儿体重相对较准确些。产程中注意观察胎头下降情况及胎方位情况,还应加强胎儿监护,及时正确诊断是否有胎儿窘迫。

3.产力

分娩中产力多数表现正常。但若有胎头位置异常、胎儿过大、羊水过多、骨盆异常,以及某些软产道异常也可影响子宫收缩力。此外,精神因素的影响也不容忽视。

子宫收缩力可借腹部扣诊或宫缩检测仪了解宫缩频率、持续时间、强弱及宫缩的有效强度,分为强、中、弱三等。"强"指正常的强宫缩,为有效宫缩,与宫缩虽强而无效的强直性宫缩不同;"中"为一般正常宫缩;"弱"指微弱宫缩,包括原发性、继发性宫缩乏力及宫缩不协调等效能差或无效的子宫收缩。

(四)头位分娩评分的临床应用

1978年,有研究者提出头位分娩评分法,是将骨盆大小、胎儿体重、胎头位置及产力强弱4项评分相加综合判断,以帮助助产者决定处理时参考(表6-2)。4项评分总和≥13分者为正常,≥10分者可以试产。

表6-2 头位分娩评分法

骨盆大小	评分	胎儿体重(g)	评分	胎头位置	评分	产力	评分
>正常	6	2 500±250	4	枕前位	3	强	3
正常	5	3 000±250	3	枕横位	2	中(正常)	2
临界狭窄	4	3 500±250	2	枕后位	1	弱	1
轻度狭窄	3	4 000±250	1	高直前位	0		
中度狭窄	2			面位	0		
重度狭窄	1						

有研究表明:头位分娩评分总分10分为头位难产分娩方式的一个分界线。10分中剖宫产占59.5%,11分中剖宫产只有6.1%,12分以上基本都可阴道分娩。可见10分及以下者多考虑剖宫产分娩。

若产妇尚未临产,则根据骨盆大小及胎儿体重2项评分之和(头盆评分)进行判断,头盆评分≥8分为头盆相称,6~7分为轻微头盆不称,≤5分为严重头盆不称。头盆评分≥6分可以试产,评分5分者若为骨盆入口问题可予以短期试产,否则以剖宫产为宜。

三、处理

(一)选择性剖宫产

头位分娩在临产前决定做选择性剖宫产者不甚容易,只有符合以下条件者才能予以考虑。

（1）足月妊娠具有绝对性狭窄骨盆或明显畸形、歪斜骨盆。

（2）胎头高直后位、额后位、额先露等。

（3）头盆明显不称，头盆评分≤5分者需做选择性剖宫产。入口面头盆评分5分者、枕前位、产力为正常或强、总分仍可达到10分，有阴道分娩的可能，可以短期试产。但出口面若总评分为10分者，最好还是施行剖宫产。

（4）联体双胎、双头畸形在临产前即可经X线摄片或超声显像做出诊断，此类无存活可能的畸形即使予以毁胎也难经阴道娩出，且可并发母体软产道严重损伤，多选择剖宫产，其目的是保护母体。若畸胎有存活可能者更应经剖宫产娩出。

（二）临产过程中考虑做剖宫产

（1）严重胎头位置异常如高直后位、枕横位中的前不均倾位、额位及颏后位。这些胎位往往在宫颈口扩张3～5 cm后，经阴道检查证实。高直后位体征明确，一旦证实即可做剖宫产；但枕横位中的前不均倾位体征不如高直后位明确，有怀疑时尚需要观察一段时间，随着胎头继续侧屈，矢状缝继续后移，体征逐渐明确，诊断方能成立并选择剖宫产结束分娩；额位时也可观察一段时间，因额位有向面位及枕先露转化的可能，可短期试产。若持续于额位则需考虑剖宫产；颏后位时除非胎儿较小，产力强，胎头达盆底后有可能转成颏前位娩出，如持续为颏后位则需做剖宫产术。

（2）临产后产程停止进展，检查有明显头盆不称。

（3）经过积极处理宫颈始终未能开全。

（4）胎头始终未能衔接者，特别要警惕由于颅骨过分重叠及严重胎头水肿所造成的胎头已衔接的假象。

（5）子宫收缩乏力，经积极治疗后仍无进展。

（三）试产

除因绝对指征选择性剖宫产者外，头先露的初产妇一般均应试产，尤其骨盆入口面临界性或轻度狭窄更应给予充分试产的机会。试产过程中应有专人守护，严密观察产程进展。试产过程中严格按照产程图进行观察和处理非常重要。中骨盆-出口狭窄试产应特别慎重，若产程中处理不当，勉强经阴道助产分娩或阴道助产失败后再做剖宫产会对母儿均极为不利，容易发生分娩并发症。因此，若发现中骨盆-出口狭窄，剖宫产指征应当适当放松。

1.一般处理

应给产妇提供舒适的待产环境，避免对分娩产生恐惧心理，消除精神紧张。

注意改善产妇全身情况,对疲乏不能进食者,可静脉滴注5%～10%葡萄糖液、维生素 B_6、维生素 C 和/或电解质。产妇宜左侧卧位,以改善胎儿、胎盘循环,防止仰卧位低血压。产程中应随时排空膀胱,若出现尿潴留,应给予导尿并警惕发生滞产。

2.产程异常的处理

(1)潜伏期异常:由于对从假临产到潜伏期再到活跃期的过渡时刻很难准确判断,且多为主观判定,因此对于如何判断潜伏期是正常还是异常上不确定。潜伏期以规律宫缩为特征,宫缩会逐渐软化宫颈、使宫颈管消退并开始扩张宫颈,活跃期开始即为潜伏期终止,这时宫颈通常扩张 6 cm。对于潜伏期异常的产妇,可以采用治疗性休息和子宫收缩药物来治疗。可予以哌替啶 100 mg 或地西泮 10 mg 肌内注射或其他阿片类镇痛药进行治疗性休息,纠正不协调性子宫收缩,使用后约有 85% 的产妇会在活跃期时醒来,10% 将不会分娩,5% 会存在持续性分娩异常。若用镇静剂后宫缩无改善,可在人工破膜后加用缩宫素。在宫颈条件欠佳的同期引产产妇中,大约 70% 在使用缩宫素和胎膜破裂 6 小时后渡过潜伏期,只有 5% 在 12 小时后依然处于潜伏期,在潜伏期使用缩宫素 12 小时后,只有 40% 的产妇经阴道分娩。此时应重新评估头盆关系,若有头盆不称应行剖宫产,以免延误处理导致滞产,危害母儿安全。

(2)活跃期宫颈扩张延缓或停滞:首先应做阴道检查了解骨盆情况及胎方位,确认患者确实处于活跃期(宫口至少 6 cm),若无明显头盆不称及胎位异常,可行人工破膜及缩宫素加强宫缩,在母亲及胎儿进行监测的情况下若子宫充分收缩情况下等待 4 小时或在子宫未充分收缩情况下产程仍无进展≥6 小时,则诊断为活跃期停滞,应行剖宫产。若为严重的胎头位置异常,如高直后位、前不均倾位、额位及颏后位等应立即行剖宫产术。

(3)第二产程延长:第二产程胎头下降延缓或停滞,提示胎头在中骨盆遇到阻力,应及时做阴道检查,了解中骨盆及出口情况,胎方位及胎头下降水平,胎头水肿及颅骨重叠情况。若无头盆不称或严重胎位异常,宫缩弱者可用缩宫素加强宫缩;若为枕横位或枕后位可试行徒手将胎头转为枕前位,待胎头下降至 S≥+3,宫颈开全后行产钳或胎头吸引器助产;若徒手转胎方位失败,胎头仍持续在 S+2 以上,应行剖宫产术。

143

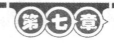

胎儿异常与多胎妊娠

第一节　胎儿生长受限

胎儿生长发育是指细胞、组织、器官分化完善与功能成熟的连续过程。小于胎龄儿(small for gestational age infant,SGA)指出生体重低于同胎龄应有体重第 10 百分位数以下或低于其平均体重 2 个标准差的新生儿。该类胎儿的新生儿病死率高,故引起了产科和儿科医师的高度重视。但并非所有的出生体重小于同胎龄体重的第 10 百分位数者均为病理性的生长受限,25%～60%的 SGA 是因为种族、产次或父母身高体重等因素而造成的"健康小样儿"。这部分胎儿除了体重及体格发育较小外,各器官无功能障碍,无宫内缺氧表现。

可将 SGA 分为 3 种情况。①正常的 SGA:即胎儿结构及多普勒血流评估均未发现异常;②异常的 SGA:存在结构异常或者遗传性疾病的胎儿;③胎儿生长受限:指无法达到其应有生长潜力的 SGA。严重的胎儿生长受限(FGR)被定义为胎儿的体重小于第 3 百分位数,同时伴有多普勒血流的异常。低出生体重儿被定义为胎儿分娩时的体重<2 500 g。

一、病因

影响胎儿生长的因素复杂,约 40%的患者病因尚不明确。主要危险因素有以下几种。

(一)母体因素

母体因素最常见,占 50%～60%。

1.营养因素

孕妇偏食、妊娠剧吐,以及摄入蛋白质、维生素及微量元素不足,胎儿出生体重与母体血糖水平呈正相关。

2.妊娠并发症与合并症

并发症如妊娠期高血压疾病、多胎妊娠、妊娠期肝内胆汁淤积症等,合并症如心脏病、慢性高血压、肾炎、贫血、抗磷脂抗体综合征等,均可使胎盘血流量减少,灌注下降。

3.其他

孕妇年龄、地区、体重、身高、经济状况、子宫发育畸形、吸烟、吸毒、酗酒、宫内感染、母体接触放射线或有毒物质等。

(二)胎儿因素

研究证实,生长激素、胰岛素样生长因子、瘦素等调节胎儿生长的物质在脐血中降低,可能会影响胎儿内分泌和代谢。胎儿基因或染色体异常、先天发育异常时,也常伴有胎儿生长受限。

(三)胎盘及脐带因素

胎盘各种病变导致子宫胎盘血流量减少,胎儿血供不足。脐带因素,如脐带过长、脐带过细(尤其近脐带根部过细)、脐带扭转、脐带打结、脐带边缘或帆状插入等。

二、分类及临床表现

胎儿发育分为三阶段。第一阶段(妊娠 17 周之前)主要是细胞增殖,所有器官的细胞数目均增加。第二阶段(妊娠 17~32 周)为细胞继续增殖但速率下降,细胞体积开始增大。第三阶段(妊娠 32 周之后)是细胞增生肥大为其主要特征,胎儿突出表现为糖原和脂肪沉积。胎儿生长受限根据其发生时间、胎儿体重以及病因分为 3 类。

(一)内因性均称型 FGR 属于原发性胎儿生长受限

一般发生在胎儿发育的第一阶段,因胎儿在体重、头围和身长三方面均受限,头围与腹围均小,故称均称型。其病因包括基因或染色体异常、病毒感染、接触放射性物质及其他有毒物质。

特点:体重、身长、头径相称,但均小于该孕龄正常值。外表无营养不良表现,器官分化或成熟度与孕龄相符,但各器官的细胞数量均减少,脑重量轻,神经元功能不全和髓鞘形成迟缓;胎盘小,但组织无异常。胎儿无缺氧表现。胎儿出生缺陷发生率高,围生儿病死率高,预后不良。产后新生儿脑神经发育障碍、智力障碍的发生率比较高。

(二)外因性不均称型 FGR 属于继发性胎儿生长受限

胚胎早期发育正常,至孕、中晚期才受到有害因素影响,如合并妊娠期高血压疾病等所致的慢性胎盘功能不全。

特点:新生儿外表呈营养不良或过熟儿状态,发育不均称,身长、头径与孕龄相符而体重偏低。胎儿常有宫内慢性缺氧及代谢障碍,各器官细胞数量正常,但细胞体积缩小,以肝脏最明显。胎盘体积正常,但功能下降,伴有缺血缺氧的病理改变,常有梗死、钙化、胎膜黄染等,加重胎儿宫内缺氧,使胎儿在分娩期对缺氧的耐受力下降,导致新生儿脑神经受损。新生儿在出生后躯体发育正常,但容易发生低血糖。

(三)外因性均称型 FGR 为上述两型的混合型

其病因有母儿双方因素,多为缺乏重要生长因素,如叶酸、氨基酸、微量元素,或为有害药物影响所致。在整个妊娠期间均产生影响。

特点:新生儿身长、体重、头径均小于该孕龄正常值,外表有营养不良表现。各器官细胞数目减少,导致器官体积均缩小,肝、脾严重受累,脑细胞数也明显减少。胎盘小,外观正常。胎儿少有宫内缺氧,但存在代谢不良。新生儿的生长与智力发育常常受到影响。

上述的分类方法有助于病因学的诊断,但对于胎儿预后结局的改善和临床治疗的评估并无明显帮助,许多的 FGR 胎儿并不适合这种分类而且难以划分。不均称型 FGR 可表现为胎儿的腹围相对于其他生长测量指标更为落后,通常情况下与胎盘疾病、母体疾病相关。均称型 FGR 的胎儿生长测量的各条径线均落后于正常值,需要考虑的病因有孕龄的评估是否正确,非整倍体,遗传方面的疾病,药物毒物的接触史。这种均称型 FGR 的胎儿有时很难和健康的 SGA 区别。

三、辅助检查

(一)超声胎儿生长测量

(1)测头围与腹围比值:胎儿头围在孕 28 周后生长减慢,而胎儿体重仍按原速度增长,故只测头围不能准确反映胎儿生长发育的动态变化,应同时测量胎儿腹围和头围,比值小于正常同孕周平均值的第 10 百分位数,即应考虑可能为FGR,有助于估算不均称型 FGR。

(2)测量胎儿双顶径:正常孕妇孕早期每周平均增长3.6~4.0 mm,孕中期2.4~2.8 mm,孕晚期 2.0 mm。如超声动态监测双顶径时发现每周增长

<2.0 mm,或每 3 周增长<4.0 mm,或每 4 周增长<6.0 mm,于妊娠晚期双顶径每周增长<1.7 mm,均应考虑有 FGR 的可能。

（3）羊水量与胎盘成熟度：多数 FGR 出现羊水偏少、胎盘老化的超声图像。

(二)彩色多普勒超声检查

脐动脉舒张期血流缺失或倒置对诊断 FGR 意义大。妊娠晚期脐动脉 S/D 比值通常≤3 为正常值,脐血 S/D 比值升高时,也应考虑有 FGR 的可能。测量子宫动脉的血流可以评估是否存在胎盘灌注的不良可能,从而预测 FGR 的发生。

(三)抗心磷脂抗体的测定

近年来,有关自身抗体与不良妊娠的关系已被越来越多人所关注,研究表明,抗心磷脂抗体与 FGR 的发生有关。

四、诊断

孕期准确诊断 FGR 并不容易,往往需要在分娩后才能确诊。密切关注胎儿发育情况是提高 FGR 诊断率及准确率的关键。测量子宫长度、腹围、体重,推测胎儿大小,简单易行,用于低危人群的筛查。

（1）宫高、腹围值连续 3 周测量均在第 10 百分位数以下者,为筛选 FGR 指标,预测准确率达 85% 以上。

（2）计算胎儿发育指数：胎儿发育指数＝宫高（cm）－3×（月份＋1）,指数在 －3～＋3 为正常,<－3 提示可能为 FGR。

（3）在孕晚期,孕妇每周增加体重 0.5 kg,若体重增长停滞或增长缓慢时,可能为 FGR。

五、处理

(一)寻找病因

临床怀疑 FGR 的孕妇,应尽可能找出可能的致病原因,若极早发现妊娠期高血压疾病,行 TORCH 感染检查、抗磷脂抗体测定；超声检查排除胎儿先天畸形,必要时行胎儿染色体检查。

(二)妊娠期治疗

治疗越早,效果越好,孕 32 周前开始疗效佳,孕 36 周后疗效差。FGR 的治疗原则：积极寻找病因、补充营养,改善胎盘循环,加强胎儿监测,适时终止妊娠。常见的改善胎盘循环及补充营养的方法有静脉营养等,但治疗效果欠佳。

1.一般治疗

均衡膳食,吸氧,这种方法在均称性 FGR 妊娠孕妇中未得到证实。尽管如此,许多医师建议一种改良式的休息方式;即左侧卧位,在增加母体心排血量的同时可能会使胎盘血流达到最大量。

2.母体静脉营养

氨基酸是胎儿蛋白质合成的主要来源,为胎儿生长发育的物质基础,以主动运输方式通过胎盘到达胎儿;能量合剂有助于氨基酸的主动转运;葡萄糖是胎儿热能的来源。故理论上给予母体补充氨基酸、能量合剂及葡萄糖有利于胎儿生长。但临床单纯应用母体静脉营养的治疗效果并不理想。可能的原因:①真正营养缺乏造成的 FGR 很少。②在胎儿生长受限时,胎盘功能减退,胎盘绒毛内血管床减少,间质纤维增加,出现绒毛间血栓、胎盘梗死等一系列胎盘老化现象,子宫-胎盘供血不足,导致物质转换能力下降。

3.药物治疗

β-肾上腺素受体激动剂能舒张血管、松弛子宫、改善子宫胎盘血流、促进胎儿生长发育,硫酸镁能恢复胎盘正常的血流灌注。丹参能促进细胞代谢、改善微循环、降低毛细血管通透性,有利于维持胎盘功能。低分子肝素、阿司匹林用于抗磷脂抗体综合征引起的 FGR 者有效。预计 34 周前分娩的生长受限胎儿应该注射糖皮质激素,以促胎肺成熟。

(三)胎儿健康情况监测

可以进行无应激试验(non-stress test,NST)、胎儿生物物理评分、胎儿血流监测如脐动脉彩色多普勒、大脑中动脉血流、静脉导管血流等。脐血流的舒张期缺失、倒置和静脉导管的反向 A 波提示了较高的围生儿发病率与死亡率。胎儿的多普勒血流改变往往早于胎心电子监护或生物物理评分。

(四)产科处理

1.继续妊娠指征

胎儿状况良好、胎盘功能正常、妊娠未足月、孕妇无合并症及并发症者,可以在密切监护下妊娠至足月,但不应超过预产期。

2.终止妊娠指征

治疗后 FGR 无改善,胎儿停止生长 3 周以上;胎盘提前老化,伴有羊水过少等胎盘功能低下表现;NST、胎儿生物物理评分及胎儿血流测定等提示胎儿缺氧;妊娠合并症、并发症病情加重,妊娠继续将危害母婴健康或生命者,均应尽快终止妊娠,一般在孕 34 周左右考虑终止妊娠,若孕周未达 34 周者,应促胎肺成熟后再终止妊娠。

3.分娩方式选择

FGR 胎儿对缺氧耐受力差,胎儿胎盘贮备不足,难以耐受分娩过程中子宫收缩时的缺氧状态,应适当放宽剖宫产指征。①阴道产:胎儿情况良好,胎盘功能正常,胎儿成熟,Bishop 宫颈成熟度评分≥7 分,羊水量及胎位正常,无其他禁忌者,可经阴道分娩;若胎儿难以存活,无剖宫产指征时予以引产。②剖宫产:胎儿病情危重,产道条件欠佳,阴道分娩对胎儿不利,应行剖宫产结束分娩。

六、预后

FGR 的近期及远期并发症发病率均较高。近期并发症主要有新生儿窒息、低体温、低血糖、红细胞增多症等;远期并发症主要有脑瘫、智力障碍、行为异常、神经系统障碍;成年后高血压、冠状动脉粥样硬化性心脏病、糖尿病等心血管疾病及代谢性疾病的发病率较高,约为正常儿的 2 倍。

第二节　巨　大　儿

巨大胎儿的诊断标准并没有在国际上形成统一的共识,欧美国家的定义为胎儿体重达到或超过 4 500 g,我国定义为胎儿体重达到或超过 4 000 g。近年因营养过剩而致巨大胎儿的发生率明显上升,20 世纪 90 年代巨大胎儿的发生率比 20 世纪 70 年代增加一倍。国内发生率约为 7%,国外发生率为 15.1%,男胎多于女胎。巨大胎儿手术产率及死亡率均较正常胎儿明显增高,当产力、产道、胎位均正常时,常因胎儿过大导致头盆不称而发生分娩困难,如肩难产。

一、高危因素

常见高危因素:①糖尿病;②营养与孕妇体重;③过期妊娠;④经产妇;⑤父母身材高大;⑥高龄产妇;⑦有巨大胎儿分娩史;⑧种族的不同。

二、对母儿影响

(一)对母体的影响

(1)难产:①巨大儿头盆不称时发生率明显增加,临产后胎头不易入盆,往往阻隔在骨盆入口之上,可致第一产程延长。胎头下降缓慢,易造成第二产程延长。②巨大儿双肩径大于双顶径,若经阴道分娩,主要危险是肩难产,其发生率与胎儿体重成正比。肩难产处理不当可发生严重的阴道损伤和会阴裂伤甚至子宫破裂;产后可因分娩时盆底组织过度伸长或裂伤,发生子宫脱垂及阴道前后壁膨出。胎先露长时间压迫产道,容易发生尿瘘或粪瘘。手术产概率增加。

(2)产后出血及感染:子宫过度扩张、子宫收缩乏力、产程延长,易导致产后出血。

(二)对胎儿的影响

巨大胎儿难以通过正常产道,手术助产机会增加,可引起颅内出血、锁骨骨折、臂丛神经损伤及麻痹,严重时甚至死亡。

新生儿并发症增加,新生儿低血糖、新生儿窒息发生率增加。

三、病史及临床表现

孕妇多存在高危因素,如孕妇肥胖或身材高大,合并糖尿病,有巨大胎儿分娩史或为过期妊娠。孕期体重增加迅速,常在孕晚期出现呼吸困难,腹部沉重及两肋部胀痛等症状。

腹部检查:腹部明显膨隆,宫高>35 cm。触诊胎体大,先露部高浮,若为头先露,多数胎头跨耻征为阳性。听诊时胎心清晰,但位置较高。若宫高(cm)+腹围(cm)≥140 cm,巨大儿的可能性较大。

四、辅助检查

利用超声测量胎儿双顶径、股骨长、腹围及头围等各项生物指标,可监测胎儿的生长发育情况。超声预测胎儿体重,对较小的胎儿和早产儿有一定的准确性,但对于巨大胎儿的预测有一定的难度,目前没有证据支持哪种预测方法更有效。巨大胎儿的胎头双顶径往往会>10 cm,此时需进一步测量胎儿腹围,若介于35~40 cm间,用于预测巨大儿的单项超声指标是非常有意义的,其次需要测量胎儿肩径及胸径,当肩径及胸径大于头径者,需警惕肩难产的发生。

五、处理

(一)妊娠期

详细询问病史,定期做孕期检查及营养指导,对既往有巨大胎儿分娩史或妊娠期疑为巨大胎儿者,应监测血糖,排除糖尿病。若确诊为糖尿病,则应积极治疗,控制血糖,并于足月后根据胎盘功能及糖尿病控制情况等综合评估,选择终止妊娠的时机。

(二)分娩期

根据宫高、腹围、超声检查,尽可能准确推算胎儿体重,并结合骨盆测量决定分娩方式。

1.剖宫产

非糖尿病孕妇的胎儿估计体重≥4 500 g,糖尿病孕妇的胎儿估计体重≥4 000 g,建议剖宫产终止妊娠。

2.经阴道分娩

对于估计胎儿体重≥4 000 g,<4 500 g而无糖尿病者,可阴道试产,但需放宽剖宫产指征。产时应充分评估,必要时可用产钳助产,同时做好处理肩难产的准备工作。分娩后应行宫颈及阴道检查,了解有无软产道损伤,并预防产后出血。

(三)预防性引产

对妊娠期发现巨大胎儿可疑者,目前的证据并不支持进行预防性引产。因为预防性引产并不能改善围生儿结局,不能降低肩难产率,反而可能增加剖宫产率。

(四)新生儿处理

预防新生儿低血糖,应在出生后30分钟监测血糖。于出生后1～2小时开始喂糖水,早开奶。轻度低血糖者可口服葡萄糖纠正,严重者静脉滴注。新生儿易发生低钙血症,应补充钙剂,多用10%葡萄糖酸钙1 mL/kg加入葡萄糖液中静脉滴注。

第三节 胎 儿 窘 迫

胎儿在宫内有缺氧征象危及胎儿健康和生命者,称为胎儿窘迫。胎儿窘迫是一种由于胎儿缺氧而表现的呼吸、循环功能不全综合征,是当前剖宫产的主要适应证之一。胎儿窘迫主要发生在临产过程,于第一产程末及第二产程多见,也可发生在妊娠后期。发病率各个国家报道不一,一般在10.0%～20.5%。产前及产时胎儿窘迫是围生儿死亡的主要原因。

一、病因

通过子宫胎盘循环,母体将氧输送给胎儿,二氧化碳从胎儿排入母体,在输送、交换过程中任一环节出现障碍,均可引起胎儿窘迫。

(一)母体血氧含量不足

如产妇患严重心肺疾病或心肺功能不全、妊娠期高血压疾病、高热、重度贫血、失血性休克、仰卧位低血压综合征等,均使母体血氧含量降低,影响对胎儿的供氧。

导致胎儿缺氧的母体因素如下。①微小动脉供血不足,如妊娠期高血压疾病;②红细胞携氧量不足,如重度贫血、一氧化碳中毒等;③急性失血,如前置胎盘、胎盘早剥等;④各种原因引起的休克与急性感染发热;⑤子宫胎盘血运受阻:急产或不协调性子宫收缩乏力等,缩宫素使用不当可引起过强宫缩;产程延长,特别是第二产程延长;子宫过度膨胀,如羊水过多和多胎妊娠;胎膜早破等。

(二)胎盘、脐带因素

脐带和胎盘是母体与胎儿间氧及营养物质的输送传递通道,其功能障碍必然影响胎儿获得所需氧及营养物质。常见胎盘功能低下:妊娠期高血压疾病、慢性肾炎、过期妊娠、胎盘发育障碍(过小或过大)、胎盘形状异常(膜状胎盘、轮廓胎盘等)和胎盘感染、胎盘早剥等。常见脐带血运受阻:如脐带脱垂、脐带绕颈、脐带打结引起的母儿间循环受阻。

(三)胎儿因素

严重的心血管疾病、呼吸系统疾病、胎儿畸形、母儿血型不合、胎儿宫内感染、颅内出血、颅脑损伤等。

二、病理生理

胎儿血氧降低、二氧化碳蓄积从而出现呼吸性酸中毒。初期通过自主神经反射,兴奋交感神经,肾上腺儿茶酚胺及皮质醇分泌增多,使血压上升及心率加快。若继续缺氧,则转为兴奋迷走神经,使胎心率减慢。缺氧继续发展,刺激肾上腺分泌活动增加,再次兴奋交感神经,胎心由慢变快,说明胎儿已处于代偿功能极限,提示为病情严重。无氧糖酵解增加,导致丙酮酸、乳酸等有机酸增加,转为代谢性酸中毒,胎儿血 pH 下降,细胞膜通透性加大,胎儿血钾增加。胎儿在宫内呼吸运动加强,导致混有胎粪的羊水吸入,出生后延续为新生儿窒息及吸入性肺炎。胎儿肠蠕动亢进,肛门括约肌松弛,胎粪排出。若在孕期慢性缺氧情况下,可出现胎儿发育及营养不良,形成胎儿生长受限,临产后易发生进一步缺氧。

三、临床表现

根据胎儿窘迫发生速度可分为慢性胎儿窘迫及急性胎儿窘迫。

(一)慢性胎儿窘迫

慢性胎儿窘迫多发生在妊娠末期,往往延续至临产并加重。其原因多因孕妇全身性疾病或妊娠期疾病引起的胎盘功能不全或胎儿因素所致。临床上除可发现母体存在引起胎盘供血不足的疾病外,还发生胎儿宫内生长受限。孕妇体重、宫高、腹围持续不长或增长很慢。

(二)急性胎儿窘迫

急性胎儿窘迫主要发生在分娩期,多因脐带因素(如脐带脱垂、脐带绕颈、脐带打结)、胎盘早剥、宫缩强且持续时间长及产妇低血压、休克引起。

四、辅助检查

(一)胎心率变化

胎心率(fetal-heart-rate,FHR)是了解胎儿是否正常的一个重要指标,胎心率的改变是急性胎儿窘迫最明显的临床征象:①胎心率>160 次/分,尤其是>180 次/分,为胎儿缺氧的初期表现(孕妇心率不快的情况下)。②随后胎心率减慢,胎心率<110 次/分,尤其是<100 次/分伴频繁晚期减速,为胎儿危险征。③电子胎心监护图像出现以下变化,应诊断为胎儿窘迫:出现频繁的晚期减速,多为胎盘功能不良;重度可变减速的出现,多为脐带血运受阻表现;若同时伴有晚期减速,表示胎儿缺氧严重,情况紧急。在美国国家儿童健康与人类发展研究院(NICHD)2008 年更新的电子胎心监护结果判读标准中,将图形进行三级分类,分类Ⅰ为正常图形,分类Ⅱ为不确定图形,分类Ⅲ为异常图形(表 7-1),临床处理时根据三级分类采取不同的处理措施。

(二)胎动计数

胎动<10 次/12 小时为胎动减少,是胎儿窘迫的重要表现。取侧卧位,保持注意力集中,2 小时至少出现 10 次胎动。临床上常可见胎动消失,24 小时后胎心突然消失,应予警惕。急性胎儿窘迫初期,表现为胎动过频,继而转弱及次数减少,直至消失,也应予以重视。

表 7-1　FHR 的三级分类及解释系统(NICHD)

分型	标准
Ⅰ型	FHR 图形的分类Ⅰ包含以下各项 (1)基线率:110～160 bpm (2)FHR 基线变异性:中度 (3)晚期减速或可变减速:不存在 (4)早期减速:存在与否均可 (5)加速:存在与否均可
Ⅱ型	FHR 图形的分类Ⅱ包含除分类Ⅰ与分类Ⅲ的所有其他类型的 FHR 图形
Ⅲ型	FHR 图形的分类Ⅲ包含以下任意一种情况 (1)不存在 FHR 基线变异并伴有以下任意一种情况:反复的晚期减速;反复的可变减速;心动过缓 (2)正弦曲线图形

(三)胎心监护

首先进行无应激试验(NST),NST 无反应型需进一步行宫缩应激试验或催产素激惹试验,宫缩应激试验或催产素激惹试验阳性高度提示存在胎儿宫内窘迫。

(四)胎儿脐动脉血流测定

胎儿脐动脉血流速度波形测定是一项胎盘功能试验,对怀疑有慢性胎儿窘迫者可行此监测。通过测定收缩期最大血流速度与舒张末期血流速度的比值,可(S/D)提示胎儿胎盘循环的阻力情况,反映胎盘的血流灌注。高危妊娠孕晚期 S/D>3.0 提示胎儿预后不良,28 周前 S/D 对胎儿的意义还有待研究。舒张末期血流是最重要的脐血流监测指标,舒张末期血流缺失提示胎儿有宫内缺氧风险,若孕周大于 34 周则建议终止妊娠;舒张末期脐血流倒置提示有胎死宫内风险,若孕周达 28 周应建议立即终止妊娠。

(五)胎盘功能检查

测定血浆 E_3 并动态连续观察,若急骤减少 30%～40%,表示胎儿胎盘功能减退,胎儿可能存在慢性缺氧。

(六)生物物理相监测

在 NST 监测的基础上应用 B 超监测胎动、胎儿呼吸、胎儿张力及羊水量,综合评分了解胎儿在宫内的安危状况。

Manning 评分结果。①10 分:无急慢性缺氧;②8 分:急慢性缺氧的可能性小;③6 分:可疑急慢性缺氧;④4 分:可能有急慢性缺氧;⑤2 分:急性缺氧或伴慢性缺氧;⑥0 分:急慢性缺氧。在根据 Manning 评分结果决定治疗措施时需结合孕周等其他产科因素。

(七)羊水胎粪污染

胎儿可以在宫内排出胎粪,影响胎粪排出的最主要因素是孕周,孕周越大,羊水胎粪污染的概率越高。某些高危因素也会增加胎粪排出的概率,如妊娠期肝内胆汁淤积症。10%~20%的分娩中会出现胎粪污染,羊水中胎粪污染不是胎儿窘迫的征象。出现羊水胎粪污染时,如果胎心监护正常,不需要进行特殊处理;如果胎心监护异常,存在宫内缺氧情况,会引起胎粪吸入综合征,对胎儿有危害。

(八)胎儿头皮血血气测定

头皮血血气分析应在电子胎心监护异常的基础上进行。头皮血 pH 7.20~7.24 为病理前期,可能存在胎儿窘迫,应立即进行宫内复苏,间隔 15 分钟复查血气分析值;pH 7.15~7.19 提示胎儿酸中毒及窘迫,应立即复查,如 pH 仍≤7.19,除外母体酸中毒后应在 1 小时内结束分娩;pH<7.15 是严重胎儿窘迫的危险信号,需迅速结束分娩。

五、诊断

根据病史、胎动变化及有关检查可以做出诊断。

六、鉴别诊断

主要是综合考虑判断是否确实存在胎儿窘迫。

七、处理

(一)慢性胎儿窘迫

应针对病因处理,视孕周、有无胎儿畸形、胎儿成熟度和窘迫的严重程度决定处理。

(1)定期做产前检查,估计胎儿情况尚可者,应嘱孕妇取侧卧位减少下腔静脉受压,增加回心血流量,使胎盘灌注量增加,改善胎盘血供应,延长孕周数。每天吸氧提高母血氧分压,根据情况做 NST 检查,每天进行胎动计数。

(2)情况难以改善:接近足月妊娠,估计在娩出后胎儿生存机会极大者,为减少宫缩对胎儿的影响,可考虑行剖宫产。如胎肺尚未成熟,可在分娩前 48 小时使用地塞米松促进胎儿肺泡表面活性物质的合成,预防呼吸窘迫综合征的发生。如果孕周小,胎儿娩出后生存可能性小,应将情况向家属说明,做到知情选择。

(二)急性胎儿窘迫

(1)若宫内窘迫达严重阶段必须尽快结束分娩,其指征如下:①胎心率持续低于 110 次/分或高于 180 次/分,伴羊水Ⅱ～Ⅲ度污染;②羊水Ⅲ度污染,伴羊水过少;③持续胎心率缓慢,达 100 次/分以下;④胎心监护反复出现晚期减速或出现重度可变减速,胎心率60 次/分以下持续 60 秒以上;⑤胎心图基线不规律消失伴晚期减速。

(2)积极寻找原因并排除,如心力衰竭、呼吸困难、贫血、脐带脱垂等。改变体位左侧或右侧卧位,以改变胎儿脐带的关系,增加子宫胎盘灌注量。持续吸氧提高母体血氧含量,以提高胎儿的氧分压。宫颈尚未完全扩张,胎儿窘迫情况不严重,可行吸氧、左侧卧位,观察 10 分钟,若胎心率变为正常,可继续观察。若因使用缩宫素而宫缩过强造成胎心率异常减缓者,应立即停止滴注或用抑制宫缩的药物,继续观察是否能转为正常。若无显效,应行剖宫产术。施术前做好新生儿窒息的抢救准备。宫口开全,胎先露已达坐骨棘平面以下 3 cm,吸氧同时尽快助产经阴道娩出胎儿。

第四节 死   胎

妊娠 20 周后胎儿在子宫内死亡,称死胎;胎儿在分娩过程中死亡称死产,属于死胎的一种。

一、病因

(一)胎儿缺氧

胎儿缺氧是造成死胎最常见的原因,占死胎的一半。引起缺氧的因素有以下几种。

1.母体因素

(1)微小动脉供血不足:妊娠期高血压疾病,全身小动脉痉挛,子宫胎盘血流量减少,绒毛缺血缺氧。

(2)红细胞携氧量不足:妊娠合并重度贫血、心力衰竭、肺心病者,红细胞携氧量不足。

(3)出血性疾病:各种因素导致的产前出血、子宫破裂、子宫局部胎盘血供障碍。

(4)其他合并症与并发症:妊娠合并糖尿病、妊娠期肝内胆汁淤积症、孕妇的溶血性疾病、严重的感染、抗磷脂抗体综合征、多胎妊娠等。

2.胎儿因素

严重的胎儿心血管系统功能障碍、胎儿畸形的结构异常和/或遗传异常易发生流产和死胎。

3.胎盘因素及脐带异常

各种引起母儿气体和营养物质交换的子宫胎盘功能不全和胎盘结构异常(胎盘早剥、前置胎盘);脐带先露、脐带脱垂、脐带缠绕及脐带打结等可使胎儿与母体的血流交换中断,导致胎儿缺氧死亡。

(二)遗传因素和染色体畸变

遗传基因突变或妊娠期使用对胎儿有致畸作用的药物、接触放射线、化学毒物等可使遗传基因发生突变,致染色体畸变,最终导致胎儿死亡。

二、病理

(一)胎体变化

胎儿死亡后皮肤脱落,呈暗红色,颅骨重叠,内脏器官变软而脆,称浸软胎。羊水吸收后,胎儿身体各脏器及组织互相压迫、干枯,称压扁胎。双胎妊娠时胎儿死亡,另一个继续妊娠,已死亡胎儿枯干似纸质,称为纸样胎。

(二)凝血功能障碍

胎儿死亡 4 周以上,退行性改变的胎盘组织释放促凝物质,激活母体凝血系统,引起 DIC。

三、临床表现及诊断

(1)孕妇感胎动消失,腹部不再继续长大,乳房松软变小。胎儿在宫内死亡时间越长,分娩时越易发生 DIC。

(2)腹部检查发现宫底高度小于停经月份,无胎动及胎心音。

四、辅助检查

超声检查可以确诊。胎动和胎心消失,若胎儿死亡已久,可见颅骨重叠、颅板塌陷、颅内结构不清,胎儿轮廓不清,胎盘肿胀。

新生儿尸检与胎儿附属物检查,染色体核型分析和染色体微阵列分析提供遗传诊断。

五、处理

凡确诊死胎,无论死亡时间长短均应积极处理,处理前做好与患者及家属的沟通。

(1)胎儿死亡不久可直接引产,术前详细询问病史,判断是否合并易导致产后出血及产褥感染的疾病,如肝炎、血液系统疾病等,及时给予治疗。

(2)胎儿死亡超过 4 周应常规检查凝血功能,包括纤维蛋白原、血小板计数、凝血酶原时间等,若纤维蛋白原<1.5 g/L,血小板计数<100×10^9/L,应给予肝素治疗,待凝血指标恢复正常后再实施引产,术前应备新鲜血,以防产后出血和感染。

(3)引产方法:①羊膜腔内注射依沙吖啶引产;②高浓度缩宫素引产:用缩宫素前可以先口服己烯雌酚 5 mg 或戊酸雌二醇 3 mg,每天 3 次,连用 5 天,以提高子宫平滑肌对缩宫素的敏感性;③米非司酮配伍前列腺素引产:用于妊娠 28 周前,非瘢痕子宫;④妊娠 28 周前,瘢痕子宫,制订个体化引产方案。妊娠 28 周后的引产应参照相关标准操作实施。尽量阴道分娩,若死胎已近足月,宫口开大后可考虑给予毁胎。在引产过程中若出现先兆子宫破裂需行剖宫取胎术。必要时于产时取羊水做细菌培养及衣原体培养,胎盘娩出后应详细检查胎盘、脐带,对不明原因胎死宫内者,应争取尸检,以明确死亡原因。产后注意子宫收缩,严密观察产后出血,应用抗生素预防感染。

第五节　多胎妊娠

一次妊娠宫腔内同时有两个或两个以上胎儿时称多胎妊娠。近年辅助生殖技术广泛开展,多胎妊娠发生率明显增高。世界各地单卵双胎的发生率比较一致,为 3.5‰;而双卵双胎和多胎妊娠的发生率变化较大,受到年龄、孕产次、种族、促排卵药物和辅助生育技术等多种因素的影响。本节主要讨论双胎妊娠。

一、双胎的类型及特点

(一)双卵双胎

由两个卵细胞分别受精形成两个受精卵,约占双胎妊娠的70%。由于双胎的遗传基因不完全相同,所以与两次单胎妊娠形成兄弟姐妹一样,双卵双胎的两个胎儿的性别、血型可以相同或不同,而外貌、指纹等表型不同。胎盘多为分离的两个,也可融合成一个,但胎盘内血液循环各自独立。胎盘胎儿面见两个羊膜腔,中间隔有两层羊膜、两层绒毛膜。

同期复孕两个卵细胞在短时期内不同时间受精而形成的双卵双胎。检测HLA型别可识别精子的来源。

(二)单卵双胎

一个卵细胞受精后分裂形成两个胎儿,约占双胎妊娠的30%。形成原因不明。单卵双胎的遗传基因完全相同,故两个胎儿性别、血型及其他各种表型完全相同。由于受精卵在早期发育阶段发生分裂的时间不同,可形成以下4种类型。

1.双羊膜囊双绒毛膜单卵双胎

在受精后72小时内分裂,形成两个独立的受精卵、两个羊膜囊,羊膜囊间隔有两层绒毛膜、两层羊膜,胎盘为两个或一个。此种类型占单卵双胎的30%左右。

2.双羊膜囊单绒毛膜单卵双胎

受精卵在受精72小时后至8天内分裂,胚胎发育处于囊胚期,即已分化出滋养细胞,羊膜囊尚未形成。胎盘为一个,两个羊膜囊间仅隔有两层羊膜。此种类型约占单卵双胎的68%。

3.单羊膜囊单绒毛膜单卵双胎

受精卵在受精后9~13天内分裂,此时羊膜囊已形成,故两个胎儿共存于一个羊膜腔内,共有一个胎盘。此类型占单卵双胎的1%~2%。

4.联体双胎

受精卵在受精13天后分裂,此时原始胚盘已形成,机体不能完全分裂成两部分,导致不同形式的联体双胎,如两个胎儿共有一个胸腔或共有一个头部等。寄生胎也是联体双胎的一种形式,发育差的内细胞团被包入正常发育的胚胎体内,常位于胎儿的上腹部腹膜后,胎体的发育不完整。联体双胎的发生率为单卵双胎的1/1 500。

二、病史及临床表现

双卵双胎多有家族史,孕前曾用过促排卵药或体外受精多个胚胎移植。要注意的是,试管婴儿受孕成功的双胎并非完全为双卵双胎,亦可能为单卵双胎。双胎妊娠恶心、呕吐等早孕反应重。中期妊娠后体重增加迅速,腹部增大明显,下肢水肿、静脉曲张等压迫症状出现早而明显。妊娠晚期常有呼吸困难,活动不便。

三、辅助检查

(一)产科检查

子宫大于停经月份,妊娠中、晚期腹部可触及多个小肢体;胎头较小,与子宫大小不成比例;不同部位可听到两个胎心,其间有无音区,或同时听诊,1分钟两个胎心率相差10次以上。产后做胎盘和胎膜的病理学检查有助于判断双胎类型。

(二)超声检查

超声检查对诊断及监护双胎有较大帮助,还可筛查胎儿结构畸形,如联体双胎、开放性神经管畸形等。

(三)绒毛膜性判断

双胎的预后取决于绒毛膜性,而并非合子性。由于单绒毛膜性双胎特有的双胎并发症较多,因此在孕早期进行绒毛膜性判断非常重要。在孕6～10周之间,可通过宫腔内孕囊数目进行绒毛膜性判断,若宫腔内为两个孕囊,则为双绒毛膜性双胎,若仅见一个孕囊,则单绒毛膜性双胎可能性较大。孕$11～13^{+6}$周之间,可以通过判断胎膜与胎盘插入点呈"双胎峰"或者"T"字征来判断双胎的绒毛膜性。前者为双绒毛膜性双胎,后者为单绒毛膜性双胎。此时,还可以检测双胎的颈项透明层厚度来预测唐氏综合征发生的概率。早孕期之后,绒毛膜性的检测难度增加,此时可以通过胎儿性别、两个羊膜囊间隔厚度、胎盘是否独立做出综合判断。

四、双胎并发症

(一)孕产妇的并发症

1.贫血

双胎并发贫血是单胎的2～3倍,与铁及叶酸缺乏有关。

2.妊娠期高血压疾病

双胎并发妊娠期高血压疾病可高达40％,比单胎高3～4倍,且一般发病早、程度重,容易出现心肺并发症。

3.羊水过多及胎膜早破

双胎羊水过多发生率约12％,单卵双胎发生急性羊水过多应警惕双胎输血综合征的发生。约14％的双胎并发胎膜早破,可能与宫腔压力增高有关。

4.胎盘早剥

双胎妊娠发生胎盘早剥的风险为单胎妊娠的3倍,可能与妊娠期高血压疾病发病率增加有关;双胎第一胎儿娩出后宫腔容积骤然缩小,是胎盘早剥的另一常见原因。

5.宫缩乏力

双胎子宫肌纤维伸展过度,常并发原发性宫缩乏力,致产程延长。

6.产后出血

经阴道分娩的双胎,其平均产后出血量≥500 mL。这与子宫过度膨胀导致宫缩乏力以及胎盘附着面积增大有关。

(二)围生儿并发症

围生儿发病率和死亡率增高,其主要原因如下。

1.早产

双胎妊娠的早产风险为单胎妊娠的7～10倍,多因胎膜早破、宫腔内压力过高及严重母儿并发症所致。

2.脐带异常

单绒毛膜单羊膜囊双胎为极高危的双胎妊娠,脐带缠绕和打结而发生宫内意外可能性较大。脐带脱垂也是双胎常见并发症,多发生在双胎胎位异常或胎先露未衔接出现胎膜早破时,以及第一胎儿娩出后,第二胎儿娩出前,是胎儿急性缺氧死亡的主要原因。

3.胎头交锁及胎头碰撞

前者多发生在第一胎儿为臀先露、第二胎儿为头先露者。分娩时第一胎儿头部尚未娩出,而第二胎儿头部已入盆,两个胎头颈部交锁,造成难产;后者两个胎儿均为头先露,同时入盆,胎头碰撞引起难产。

4.胎儿畸形

双卵双胎和单卵双胎妊娠胎儿畸形的发生率分别为单胎妊娠的2倍和3倍。有些畸形为单卵双胎特有,如联体双胎、一胎无心畸形(即双胎动脉反向灌注序列)等。

5.胎儿生长发育不一致

双绒毛膜性双胎如两胎儿体重差异在 25% 以上,可考虑双胎生长发育不一致,其原因不明,可能与胎儿拥挤、胎盘占蜕膜面积相对较小或一胎畸形有关。单绒毛膜性双胎发生生长发育不一致的概率增加,亦称为选择性生长受限(selective fetal growth restriction,SFGR),诊断依据主要是小胎儿体重估测位于该孕周第 10 百分位以下。其发病原因主要为胎盘分配不均,FGR 胎儿通常存在脐带边缘附着或帆状插入。可通过小胎儿脐动脉多普勒血流是否存在异常对胎儿生长受限进行分型。

6.双胎输血综合征

双胎输血综合征(twin to twin transfusion syndrome,TTTS)是单绒毛膜双羊膜囊双胎的严重并发症。通过胎盘间的动-静脉吻合支,血液从动脉向静脉单向分流,使一个胎儿成为供血儿,另一个胎儿成为受血儿,造成供血儿贫血、血容量减少,致使生长受限、肾灌注不足、羊水过少,甚至因营养不良而死亡;受血儿血容量增多、动脉压增高、各器官体积增大、胎儿体重增加,可发生充血性心力衰竭、胎儿水肿、羊水过多。TTTS 的诊断主要依据为产前超声诊断:①单绒毛膜性双胎;②双胎出现羊水量改变,一胎羊水池最大深度 >8 cm,并且另一胎 <2 cm 即可诊断。有时供血儿出现羊水严重过少,被挤压到子宫的一侧,成为"贴附儿"。TTTS 如果不经治疗,胎儿的死亡率高达 90% 以上。

五、处理

(一)妊娠期处理及监护

1.补充足够营养

进食高热量、高蛋白质、高维生素以及必需脂肪酸的食物,注意补充铁、叶酸及钙剂,预防贫血及妊娠期高血压疾病。

2.防治早产

防治早产是双胎产前监护的重点。双胎孕妇应增加休息时间,减少活动量。产兆若发生在 34 周以前,应给予宫缩抑制剂。一旦出现宫缩或阴道流水,应住院治疗。孕期经阴道超声宫颈长度测定来预测早产的发生。双胎妊娠的糖皮质激素促胎肺成熟方案与单胎妊娠相同。

3.及时防治妊娠期并发症

妊娠期应注意血压及尿蛋白变化,发现妊娠期高血压疾病应及时治疗。妊娠期间,应注意孕妇有无瘙痒主诉,动态观察血胆酸及肝功能变化,发现妊娠肝内胆汁淤积症应及早治疗。

4.监护胎儿生长发育情况及胎位变化

对于双绒毛膜性双胎,定期(每4周一次)超声监测胎儿生长情况。对于单绒毛膜性双胎,应该每2周进行超声监测胎儿生长发育,以期早期发现 TTTS 或 SFGR。超声发现双胎胎位异常,一般不予纠正。妊娠晚期确定胎位对于选择分娩方式有帮助。

(二)单绒毛膜性双胎及其特有并发症的处理

如果在妊娠 26 周之前确诊为 TTTS,可在胎儿镜下用激光凝固胎盘表面可见的血管吻合支,胎儿存活率可以得到大大提高。对于较晚发现的 TTTS 合并羊水过多,可采取快速羊水减量术。对于严重的 SFGR 或者单绒毛膜性双胎一胎合并畸形或双胎动脉反应灌注序列,可采用选择性减胎术(射频消融术或脐带电凝术),减去 FGR 胎儿或畸形胎儿。

(三)终止妊娠指征

(1)单绒毛膜性双胎出现严重的特殊并发症,如 TTTS 或 SFGR,为防止一胎死亡对另一胎儿产生影响。

(2)母亲有严重并发症,如子痫前期或子痫,不能继续妊娠时。

(3)预产期已到但尚未临产,胎盘功能减退者。

(四)终止妊娠时机

对于双胎终止妊娠时机选择,目前仍有不同观点。多数专家认为,双绒毛膜性双胎分娩孕周可在 38～39 周。如果不合并并发症,单绒毛膜性双胎的分娩孕周一般为 35～37 周,一般不超过 37 周。严重 SFGR 和 TTTS 围生儿发病率和死亡率均增高,在严密监护下可期待至 32～34 周分娩。单绒毛膜单羊膜囊双胎发生脐带缠绕打结的概率较高,分娩孕周亦为 32～34 周。

(五)分娩期处理

多数双胎能经阴道分娩。产程中应注意:①产妇需有良好的体力精力分娩,故保证产妇足够的营养摄入量及睡眠十分重要;②严密观察胎心变化,有条件的情况下每个胎儿都接受连续胎心监护;③注意宫缩及产程进展,如宫缩仍乏力,可在严密监护下,给予低浓度缩宫素静脉滴注;④第二产程必要时行会阴后侧切开,减轻胎头受压。第一胎儿娩出后,胎盘侧脐带必须立即夹紧,以防第二胎儿失血。助手应在腹部固定第二胎儿为纵产式,并密切观察胎心、宫缩,及时行阴道检查了解胎位及排除脐带脱垂,极早发现胎盘早剥。如无异常,等待自然分娩;若等待 15 分钟仍无宫缩,可行人工破膜并静脉滴注低浓度缩宫素,促进子宫收缩。若发现脐带脱垂、胎盘早剥、第二胎横位,立即行产钳助产、内倒转术、臀牵引术等阴道助产术,甚至是剖宫产术,迅速娩出胎儿。

双胎如有下列情况之一,应考虑剖宫产:①第一胎儿为肩先露、臀先露;②联体双胎孕周>26 周;③单胎妊娠的所有剖宫产指征,如短期不能分娩的胎儿窘迫、严重妊娠并发症等;④单绒毛膜单羊膜囊双胎。

无论阴道分娩还是剖宫产,均需积极防治产后出血:①临产时应备血;②胎儿娩出前需建立静脉通路;③在第二胎儿娩出后立即使用宫缩剂,并使其作用维持到产后 2 小时。

胎儿附属物异常

第一节 胎盘早剥

妊娠 20 周后或分娩期,正常位置的胎盘于胎儿娩出前,全部或部分从子宫壁剥离,称为胎盘早剥,是妊娠晚期的严重并发症之一。由于起病急、发展快,处理不当可威胁母儿生命。国内报道发生率为 0.5% ~ 2.1%,国外为 1% ~ 2%。发生率的高低与产后是否仔细检查胎盘有关,有些轻型胎盘早剥症状不明显,易被忽略。

一、病因

发病机制尚不完全清楚,可能与以下因素有关。

(一)子宫胎盘血管病变

胎盘早剥多发生于子痫前期、慢性高血压及慢性肾脏疾病的孕妇。这些疾病引起全身血管痉挛、硬化,子宫底蜕膜也可发生螺旋小动脉痉挛或硬化,引起远端毛细血管缺血性坏死而破裂出血,在底蜕膜层与胎盘之间形成血肿,导致胎盘从子宫壁剥离。

(二)机械因素

外伤如腹部直接被撞击或挤压、性交、外倒转术等均可诱发胎盘早剥。脐带过短或脐带缠绕相对过短,临产后胎儿下降,脐带牵拉使胎盘自子宫壁剥离。羊水过多突然破膜时,羊水流出过快或双胎分娩时第一胎儿娩出过快,使宫内压骤减,子宫突然收缩而导致胎盘早剥。

(三)子宫静脉压升高

妊娠晚期或临产后,若孕妇长时间处于仰卧位,妊娠子宫可压迫下腔静脉使回心血量减少,血压下降(仰卧位低血压综合征),子宫静脉淤血,静脉压升高,致使蜕膜静脉床淤血、破裂,从而引起胎盘剥离。

(四)其他

高龄孕妇、经产妇易发生胎盘早剥;不良生活习惯如吸烟、酗酒及吸食可卡因等是国外胎盘早剥发生率增高的原因;胎盘位于子宫肌瘤部位易发生胎盘早剥;宫内感染、有血栓形成倾向的孕妇胎盘早剥发生率增高;有胎盘早剥史的孕妇再次妊娠发生胎盘早剥的风险明显增高。

二、病理及病理生理

胎盘早剥的主要病理变化是底蜕膜出血,形成血肿,使该处胎盘自子宫壁剥离。如剥离面小,血液很快凝固而出血停止,临床可无症状或症状轻微。如继续出血,胎盘剥离面也随之扩大,形成较大的胎盘后血肿,血液可冲开胎盘边缘及胎膜经宫颈管流出,表现为外出血,称为显性剥离。如胎盘边缘或胎膜与子宫壁未剥离,或胎头进入骨盆入口压迫胎盘下缘,使血液积聚于胎盘与宫壁之间不能外流而致无阴道流血,称为隐性剥离。由于血液不能外流,胎盘后出血越积越多,子宫底升高,当出血达到一定程度,压力增大,血液冲开胎盘边缘和胎膜经宫颈管流出,即为混合性剥离(图 8-1)。有时胎盘后血液可穿破羊膜而溢入羊膜腔,形成血性羊水。

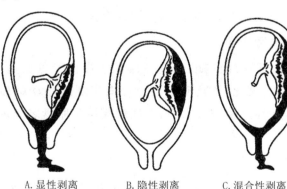

A. 显性剥离　　　B. 隐性剥离　　　C. 混合性剥离

图 8-1　胎盘早剥的类型

胎盘早剥尤其是隐性剥离时,胎盘后血肿增大及压力增加,使血液浸入子宫肌层,引起肌纤维分离、断裂及变性;当血液经肌层浸入浆膜层时,子宫表面可见蓝紫色瘀斑,尤以胎盘附着处明显,称为子宫胎盘卒中,有时血液可进一步渗入阔韧带、输卵管系膜,或经输卵管流入腹腔。卒中后的子宫收缩力减弱,可造成产后出血。

剥离处的胎盘绒毛及蜕膜可释放大量组织凝血活酶,进入母体血液循环后激活凝血系统,导致弥散性血管内凝血(disseminated intravascular coagulation,DIC),在肺、肾等器官内形成微血栓,引起器官缺氧及功能障碍。DIC 继续发展可激活纤维蛋白溶解系统,产生大量纤维蛋白原降解产物,引起继发性纤溶亢进。由于凝血因子的大量消耗及高浓度纤维蛋白原降解产物的生成,最终导致严重的凝血功能障碍。

三、临床表现及分类

根据病情严重程度,将胎盘早剥分为 3 度。

(一)Ⅰ度

胎盘早剥Ⅰ度以显性出血为主,多见于分娩期,胎盘剥离面积小,常无腹痛或腹痛轻微。腹部检查体征不明显,子宫无压痛或胎盘剥离处轻微压痛,宫缩有间歇,胎位清楚,胎心率多正常。常靠产后检查胎盘,发现胎盘母体面有陈旧凝血块及压迹才得以确诊。

(二)Ⅱ度

胎盘早剥Ⅱ度以隐性出血为主,亦可为混合性出血,胎盘剥离面约为胎盘面积的 1/3,多见于子痫前期、慢性高血压等有血管病变的孕妇。主要症状为突发的持续性腹痛、腰酸及腰背痛,疼痛程度与胎盘后积血多少呈正相关。常无阴道流血或流血不多,贫血程度与阴道流血量不相符。腹部检查可见子宫往往大于妊娠月份,宫底随胎盘后血肿的增大而增高,子宫多处于高张力状态,有压痛,尤以胎盘剥离处最明显,但子宫后壁胎盘早剥时压痛可不明显。胎位可扪及,胎儿多存活。

(三)Ⅲ度

胎盘剥离面一般超过胎盘面积的 1/2,临床表现较Ⅱ度加重,出现面色苍白、四肢湿冷、脉搏细弱、血压下降等休克征象,且休克的严重程度与阴道流血量不相符。腹部检查可见子宫硬如板状,宫缩间歇期不能放松,胎位扪不清,胎心消失。若无凝血功能障碍为Ⅲa,有凝血功能障碍为Ⅲb。

四、辅助检查

(一)超声检查

可协助了解胎盘附着部位及胎盘早剥的程度,明确胎儿大小及存活情况。

提示胎盘早剥的超声声像图有胎盘与子宫壁之间边缘存在不清楚的液性暗区、胎盘增厚、胎盘绒毛膜板凸入羊膜腔、羊水内出现流动的点状回声等。不过仅25％的胎盘早剥能经超声检查证实,即使阴性也不能排除胎盘早剥,但可与前置胎盘鉴别。

(二)实验室检查

了解贫血程度及凝血功能。可行血常规、尿常规、二氧化碳结合力及肝、肾功能等检查。Ⅱ、Ⅲ度患者应做以下试验。①DIC 筛选试验:包括血小板计数、血浆凝血酶原时间、血浆纤维蛋白原定量;②纤溶确诊试验:包括凝血酶时间、副凝试验和优球蛋白溶解时间;③情况紧急时,可行血小板计数,并用全血凝块试验监测凝血功能,粗略估计血纤维蛋白原含量。

(三)胎儿监护

胎心监护出现基线变异消失、正弦波形、变异减速、晚期减速及胎心率缓慢等,应警惕胎盘早剥的发生。

五、诊断与鉴别诊断

依据病史、临床症状及体征,可做出临床诊断。Ⅱ、Ⅲ度患者出现典型临床表现时诊断较容易,主要与先兆子宫破裂相鉴别。Ⅰ度患者临床表现不典型,可结合超声检查判断,并与前置胎盘相鉴别,超声有误诊可能,应重视临床症状及凝血象的变化。

六、并发症

(一)DIC

胎盘剥离面积大,尤其是胎死宫内的患者,可能发生 DIC。临床表现为阴道流血不凝或血凝块较软,皮肤、黏膜出血,甚至出现咯血、呕血及血尿。

(二)产后出血

子宫胎盘卒中者子宫肌层发生病理改变而影响收缩,可致严重的产后出血;并发凝血功能障碍,产后出血更难避免且不易纠正,是导致出血性休克的重要原因。

(三)羊水栓塞

胎盘早剥时,剥离面子宫血管开放,破膜后羊水可沿开放的血管进入母体血液循环,导致羊水栓塞。

(四)急性肾衰竭

胎盘早剥出血、休克及 DIC 等,导致肾血流量严重减少,尤其Ⅱ、Ⅲ度胎盘早剥常由子痫前期等引起,存在肾内小动脉痉挛、肾小球前小动脉狭窄、肾脏缺血等基础病变,易发生肾皮质或肾小管缺血坏死,出现急性肾衰竭。

(五)胎儿宫内死亡

胎盘早剥出血引起胎儿急性缺氧,导致围生儿窒息率、死亡率、早产率均升高。胎盘早剥面积超过 50%,胎儿宫内死亡的风险显著增加。

七、处理

胎盘早剥的治疗原则为早期识别,积极纠正休克,及时终止妊娠,控制 DIC,减少并发症。处理是否及时与恰当将决定母儿的预后。

(一)纠正休克

建立静脉通道,输注红细胞、血浆、冷沉淀等,迅速补充血容量及凝血因子,以纠正休克,改善全身状况。应保持血细胞比容不小于 0.3,尿量>30 mL/h。

(二)及时终止妊娠

胎盘早剥一旦发生,胎儿娩出前剥离面可能继续扩大,持续时间越长,病情越重,出现并发症的风险越高,因此,原则上胎盘早剥一旦确诊,必须及时终止妊娠,控制子宫出血。终止妊娠的方式取决于胎盘剥离的严重程度、孕妇生命体征、孕周、胎儿宫内状况、胎方位、能否短期内分娩等。

1.剖宫产

剖宫产适用于:①Ⅱ、Ⅲ度胎盘早剥,估计不可能短期内分娩者;②Ⅰ度胎盘早剥,出现胎儿窘迫,需抢救胎儿者;③有产科剖宫产指征者;④病情急剧加重,危及孕妇生命时,不论胎儿存活与否,均应立即行剖宫产。术前常规检查凝血功能,并备足新鲜血、血浆和血小板等。术中娩出胎儿和胎盘后,立即注射宫缩剂、人工剥离胎盘、按摩子宫,发生子宫胎盘卒中者,给予热盐水湿敷,多数可使子宫收缩良好而控制出血。若发生难以控制的出血,或发生 DIC,应快速输入新鲜血及凝血因子,及时行子宫切除术。

2.阴道分娩

(1)Ⅰ度胎盘早剥,全身情况良好,病情较轻,以显性出血为主,宫口已开大,估计短时间内能结束分娩者,可经阴道分娩。先行人工破膜使羊水缓慢流出,减少子宫容积,以腹带紧裹腹部加压,使胎盘不再继续剥离。如子宫收缩乏力,可滴注缩宫素缩短产程。产程中应密切观察心率、血压、宫底高度、阴道流血量及胎儿宫内情况,一旦发现病情加重或出现胎儿窘迫征象,或破膜后产程进展缓慢,应行剖宫产结束分娩。

(2)胎儿死亡者,若孕妇生命体征平稳,病情无明显加重的趋势,且产程已发动,首选经阴道分娩。但出血过多或存在其他产科指征,仍以剖宫产终止妊娠为上策。

目前认为,对于妊娠 32~34 周的Ⅰ度胎盘早剥者,可给予非手术治疗以延长孕周、促胎肺成熟。32 周以前者,如为显性出血,子宫松弛,孕妇及胎儿状况稳定,亦可考虑非手术治疗同时促胎肺成熟。非手术治疗过程中应密切监测胎盘早剥的情况,一旦出现阴道流血增加、子宫张力增高或胎儿窘迫等,应立即终止妊娠。

(三)并发症的处理

1.产后出血

胎盘早剥患者易发生产后出血,产后应密切观察子宫收缩、宫底高度、阴道流血量及全身情况。分娩后及时应用宫缩剂,按摩子宫,警惕 DIC 的发生。

2.凝血功能障碍和急性肾衰

在迅速终止妊娠,阻止促凝物质继续进入孕妇血液循环的基础上纠正凝血功能障碍:①按比例及时补充足量的红细胞悬液、新鲜冷冻血浆、血小板,酌情输入冷沉淀、纤维蛋白原 3~6 g;②在 DIC 高凝阶段及早应用肝素,阻断 DIC 的发展;③纤溶亢进阶段,出血不止,可在肝素化和补充凝血因子的基础上应用抗纤溶药物以抑制纤维蛋白原的激活因子释放。患者出现少尿(尿量<17 mL/h)或无尿(尿量<100 mL/24 h)应考虑肾衰竭可能,在补足血容量的基础上给予呋塞米 40 mg 静脉推注,可重复使用。必要时行血液透析治疗。

八、预防

对妊娠期高血压疾病及慢性肾炎孕妇,应加强孕期管理,并积极治疗;防止出现外伤、避免不良生活习惯、预防宫内感染等;对高危患者不主张行胎儿倒转术;妊娠晚期和分娩期,应避免长时间仰卧;人工破膜应在宫缩间歇期进行等。

第二节　前置胎盘

妊娠时胎盘正常附着于子宫体部的后壁、前壁或侧壁。孕28周后胎盘附着于子宫下段,下缘达到或覆盖宫颈内口,位置低于胎先露部,称为前置胎盘。前置胎盘可致晚期妊娠大量出血而危及母儿生命,是妊娠期的严重并发症之一。分娩时前置胎盘的发生率国内报道为 0.2%~1.6%,国外报道为 0.3%~0.5%。

一、病因

确切病因目前尚不清楚。既往有前置胎盘史、剖宫产史、多胎妊娠、多产、高龄孕妇(>35 岁)、不孕治疗、多次流产史、宫腔手术史、母亲吸烟及吸毒均可增加前置胎盘风险。

(一)子宫内膜损伤

多次刮宫、多次分娩、产褥感染、子宫瘢痕等可损伤子宫内膜,或引起炎症或萎缩性病变,使子宫蜕膜血管缺陷。当受精卵着床时,因血液供给不足,为摄取足够营养而增大胎盘面积,伸展到子宫下段。前置胎盘患者中 85%~90% 为经产妇。瘢痕子宫妊娠后前置胎盘的发生率为无瘢痕子宫的 5 倍。

(二)胎盘异常

多胎妊娠时,胎盘面积较大而延伸至子宫下段,故前置胎盘的发生率较单胎妊娠高一倍;副胎盘亦可到达子宫下段或覆盖宫颈内口;膜状胎盘也可扩展至子宫下段,发生前置胎盘。

(三)受精卵滋养层发育迟缓

受精卵到达宫腔时,滋养层尚未发育到能着床的阶段,继续下移,着床于子宫下段而形成前置胎盘。

二、临床分类

按胎盘下缘与宫颈内口的关系,分为 4 种类型。

(一)完全性前置胎盘

完全性前置胎盘或称为中央性前置胎盘,宫颈内口完全被胎盘组织覆盖。

(二)部分性前置胎盘

宫颈内口部分被胎盘组织覆盖。

(三)边缘性前置胎盘

胎盘下缘附着于子宫下段,但未超过宫颈内口。

(四)低置胎盘

胎盘附着于子宫下段,边缘距宫颈内口<20 mm,但未达到宫颈内口。

胎盘下缘与宫颈内口的关系随子宫下段的逐渐伸展、宫颈管的逐渐消失、宫颈口的逐渐扩张而改变,诊断时期不同,分类也可不同,目前均以处理前最后一次检查来确定其分类。有文献报道发现于妊娠 15～19 周、20～23 周、24～27 周、28～31 周和 32～35 周时诊断的前置胎盘患者分娩时前置胎盘仍存在的比例分别是 12%、34%、49%、62%、73%。

还有一种特殊类型,近年来发病率增高,由于其胎盘粘连、植入发生率高,往往可引起致命性的大出血。因此,将其定义为"凶险性前置胎盘":既往有剖宫产史,此次妊娠为前置胎盘,且胎盘附着于原手术瘢痕部位。

三、临床表现

主要临床表现是妊娠晚期无痛性、反复性阴道流血,可伴有因出血多所致的相应症状。出血可发生于中期妊娠的晚期和晚期妊娠的早期,发生出血较早者,往往由于出血过多而流产。

(一)无痛性阴道出血

中期妊娠时 70%～80% 的前置胎盘患者的典型临床表现是无诱因、无痛性阴道流血。妊娠晚期子宫峡部逐渐拉长形成子宫下段,而临产后的宫缩又使宫颈管消失而成为产道的一部分。但附着于子宫下段及宫颈内口的胎盘不能相应的伸展,与其附着处错位而发生剥离,致血窦破裂而出血。初次出血一般不多,但也可初次即发生致命性大出血。随着子宫下段的逐渐拉长,可反复出血。

(1)完全性前置胎盘初次出血时间较早,多发生在妊娠 28 周左右,出血频繁,出血量也较多。

(2)边缘性前置胎盘初次出血时间较晚,往往发生在妊娠 37～40 周或临产后,出血量较少。

(3)部分性前置胎盘的初次出血时间及出血量则介于以上两者之间。部分性及边缘性前置胎盘患者胎膜破裂后,若胎先露部很快下降,压迫胎盘可使出血减少或停止。

(二)贫血、休克

反复出血可致患者贫血,其程度与阴道流血量及流血持续时间呈正比。有时,一次大量出血可致孕妇休克、胎儿发生窘迫甚至死亡。有时少量、持续的阴道流血也可导致严重后果。

(三)胎位异常

常见胎头高浮,约 1/3 的患者出现胎位异常,其中以臀位和横位为多见。

(四)早产及足月前胎膜早破

任何原因的产前出血均是早产和足月前胎膜早破的危险因素。

(五)宫内生长受限

部分前置胎盘患者可能存在胎儿宫内生长受限,但目前存在争议。

(六)前置血管或脐带帆状附着

前置血管及脐带帆状附着并不常见,但若出现则往往伴有前置胎盘。

四、辅助检查

(一)B超检查

B超检查可清楚显示子宫壁、宫颈、胎先露部及胎盘的关系,为目前诊断前置胎盘最有效的方法,准确率在 95% 以上。超声诊断前置胎盘还要考虑孕龄。中期妊娠时胎盘占据宫壁一半面积,邻近或覆盖宫颈内口的机会较多,故有半数胎盘位置较低。因此,超声检查描述胎盘位置时,应考虑妊娠周数,妊娠中期发现胎盘位置低,不宜诊断为前置胎盘,可称为"胎盘前置状态";晚期妊娠后,子宫下段形成及向上扩展成宫腔的一部分,大部分胎盘上移而成为正常位置胎盘。妊娠 18~23 周发现胎盘边缘达到但没有覆盖宫颈内口,此时持续胎盘前置状态的可能性基本为零。若覆盖宫颈内口范围超过 25 mm,分娩时前置胎盘的发生率为 40%~100%。附着于子宫后壁的前置胎盘容易漏诊,因为胎先露遮挡或腹部超声探测深度不够,经阴道彩色多普勒检查可以减少漏诊,而且安全、准确,但应注意避免因操作不当引起出血。

根据我国中华医学会妇产科学分会前置胎盘指南建议使用下述方法测量以指导临床:当胎盘达到宫颈内口,测量胎盘边缘距宫颈内口的距离;当胎盘边缘覆盖了宫颈内口,测量超过宫颈内口的距离,精确到毫米。

(二)磁共振成像(MRI)检查

怀疑合并胎盘粘连、植入要采用 MRI 辅助检查,超声结合 MRI 可提高诊断率。怀疑"凶险性前置胎盘",MRI 有助于了解胎盘侵入子宫肌层的深度、局部吻合血管分布情况及是否侵犯膀胱等宫旁组织。动态观察 MRI 图像可见有"沸水征"。

(三)产后检查胎盘胎膜

产后应检查胎盘有无形态异常,有无副胎盘。胎盘边缘见陈旧性紫黑色血块附着处即为胎盘前置部分;胎膜破口距胎盘边缘在 7 cm 以内则为边缘性或部分性前置胎盘或低置胎盘的证据。

五、诊断

妊娠 20 周以上且表现为阴道流血的任何孕妇均应怀疑前置胎盘的可能。诊断主要依靠超声的准确评估,不能确定的可经阴道超声确认。临床上,对任何可疑的前置胎盘患者,在没有备血或输液情况下,不能做肛门或阴道检查,以免引起出血,甚至是致命性出血。

(一)病史

妊娠晚期或临产后突发无痛性阴道流血,应首先考虑前置胎盘;通过超声检查才能获得诊断,同时应询问有无多次刮宫或多次分娩史等高危因素。

(二)体征

患者全身情况与出血量及出血速度密切相关。反复出血者可有贫血貌,严重时出现面色苍白、四肢发冷、脉搏细弱、血压下降等休克表现。

1.腹部体征

子宫大小与停经月份相符,子宫无压痛,但可扪及阵发性宫缩,间歇期能完全放松。可有胎头高浮、臀先露或胎头跨耻征阳性,出血多时可出现胎心异常,甚至胎心消失;胎盘附着子宫前壁时可在耻骨联合上方闻及胎盘血流杂音。

2.宫颈局部变化

一般不做阴道检查,如果反复少量阴道出血,怀疑宫颈阴道疾病,需明确诊断。在备血、输液、输血或可立即手术的条件下进行阴道窥诊,严格消毒外阴后,用阴道窥器观察阴道壁有无静脉曲张、宫颈糜烂或息肉等病变引起的出血,不做阴道指检,以防附着于宫颈内口处的胎盘剥离而发生大出血。

六、鉴别诊断

诊断时应排除阴道壁病变、宫颈癌、宫颈糜烂及息肉引起的出血,通过仔细的阴道检查可以鉴别。若排除阴道及宫颈病变,还应与胎盘早剥、帆状胎盘前置血管破裂、胎盘边缘血窦破裂鉴别,超声胎盘位置检测可以辅助鉴别。

七、对孕妇、胎儿的影响

(一)产时、产后出血

附着于子宫前壁的前置胎盘行剖宫产时,如子宫切口无法避开胎盘,则出血明显增多。胎儿分娩后,子宫下段肌肉收缩力较差,附着的胎盘不易剥离,即使剥离后因开放的血窦不易关闭而常发生产后出血。

(二)植入性胎盘

前置胎盘偶可合并胎盘植入,由于子宫下段蜕膜发育不良,胎盘绒毛可植入子宫下段肌层,使胎盘剥离不全而发生大出血,有时需切除子宫而挽救产妇生命。1%~5%的前置胎盘合并胎盘植入,但"凶险性前置胎盘"合并胎盘植入的概率可明显增高。

(三)贫血及感染

产妇出血、贫血而体弱,加上胎盘剥离面又靠近宫颈外口,容易发生产褥感染。

(四)围生儿预后不良

出血量多可致胎儿缺氧或宫内窘迫。有时因大出血而需提前终止妊娠,低出生体重儿及围生儿死亡率高。

八、孕期管理

孕期管理的原则是早期发现前置胎盘,及时制订孕期随访及诊疗方案。

推荐所有孕妇在孕20~24周行超声检查胎盘距宫颈内口的距离。胎盘位置低的孕妇覆盖宫颈内口或距宫颈内口2cm以内的,禁止性生活并进行前置胎盘宣教,需要32周复评估;如果胎盘边缘距离宫颈内口2cm以上,无须随访;如仍在2cm以内或覆盖宫颈内口,孕36周行超声检查再次随访。阴道超声准确率较腹部超声更高。有阴道出血评估胎盘位置根据个体情况而定。孕32周后若仍为前置胎盘,需制订孕晚期随访方案及分娩计划,对患者宣教,原则上若孕妇满足能在20分钟内返回医院、在家卧床休息、了解门诊随访风险及24小时有人陪护,可以考虑在病情稳定无出血的情况下门诊随访。

九、处理

治疗原则是抑制宫缩、控制出血、纠正贫血及预防感染,正确选择结束分娩的时间和方法。根据前置胎盘类型、出血量、有无休克及程度、妊娠周数、胎儿是否存活而采取相应的处理。

(一)期待疗法

适用于出血不多或无产前出血、生命体征平稳、胎儿存活、胎龄<34周的孕妇。原则是在确保孕妇安全的前提下,继续延长胎龄,以期提高围生儿的存活率。若无阴道流血,在妊娠34周前可以不必住院,但要定期行超声检查,了解胎盘与宫颈内口的关系;一旦出现阴道流血,就要住院治疗。期待疗法应在备血、有急诊手术条件和有母儿抢救能力的医疗机构中进行,一旦出血增多,应立即终止妊娠。期待疗法具体如下。

1.阴道流血期间绝对卧床休息

左侧卧位,禁止性生活、阴道检查、肛门检查、灌肠及任何刺激,保持孕妇良好情绪,必要时可应用地西泮5 mg,口服,血止后可适当活动。

2.纠正贫血

视贫血严重程度补充铁剂,或少量多次输血。目标是维持血红蛋白含量在110 g/L以上,血细胞比容在30%以上,增加母体储备,改善胎儿宫内缺氧情况。

3.止血

在期待治疗过程中,常伴发早产。对于有早产风险的患者可酌情给予宫缩抑制剂,防止因宫缩引起的进一步出血,赢得促胎肺成熟的时间。β-受体激动剂、钙通道阻滞剂、非甾体抗炎药、缩宫素受体抑制剂等可以考虑应用。

在使用宫缩抑制剂的过程中,仍有阴道大出血的风险,应做好随时剖宫产手术的准备。值得注意的是,宫缩抑制剂与肌松剂有协同作用,可加重肌松剂的神经肌肉阻滞作用,增加产后出血的风险。

4.促胎肺成熟

密切监护胎儿宫内生长情况,警惕胎儿生长受限(fetal growth restriction,FGR)的发生,目前循证医学认为宫内能量治疗无效,可根据患者饮食营养摄入综合考虑,若考虑存在营养摄入不足可给予能量等支持药物,但若为胎盘或胎儿因素则宫内治疗无效。考虑7天内可能终止妊娠孕妇,可给予地塞米松6 mg静脉或肌内注射,12小时一次,连用4次1个疗程,以促进胎肺成熟;急需时可羊膜腔内一次性注射10 mg地塞米松。目前推荐34周前应用,间隔7天以上可加用1个疗程,不超过2个疗程。

5.保守治疗过程中阴道大出血的风险预测

(1)宫颈管长度:妊娠34周前经阴道超声测量宫颈管长度,如宫颈管长度<3 cm,有大出血而需急诊剖宫产,手术的风险增加;如覆盖宫颈内口的胎盘较

厚(>1 cm)、产前出血、胎盘粘连、胎盘植入,手术风险增加。

(2)胎盘边缘出现无回声区:覆盖宫颈内口的胎盘边缘出现无回声区,出现突然大出血的风险是其他类型前置胎盘的 10 倍。

(3)位于前次剖宫产子宫切口瘢痕处的前置胎盘即"凶险性前置胎盘"常伴胎盘植入、产后严重出血,子宫切除率明显增高。

6.硫酸镁保护脑神经

对于已决定在 24 小时之内终止妊娠的前置胎盘早产(32 周之前),推荐应用 1 个疗程的硫酸镁以保护脑神经。由于产妇或胎儿状况需要急诊剖宫产时,无需为了应用硫酸镁而延迟分娩。

7.终止时机

严密观察病情,期待治疗一般至 36 周,各项指标提示胎儿已成熟者,可适时终止妊娠,避免在出现危险时再处理及急诊终止妊娠。对无反复出血者可延长至足月。

(二)终止妊娠

1.紧急剖宫产

出现大出血甚至休克,为了挽救孕妇生命应立即终止妊娠,无须考虑胎儿情况。剖宫产可在短时间内娩出胎儿,结束分娩,对母儿相对安全,是处理前置胎盘的主要手段。临产后诊断的部分性或边缘性前置胎盘,出血量多且短期内无法经阴分娩也推荐行急诊剖宫产。

2.择期剖宫产

完全性前置胎盘必须以剖宫产终止妊娠。近年来,对部分性及边缘性前置胎盘亦倾向剖宫产分娩。无症状的前置胎盘合并胎盘植入可于妊娠 36 周后终止妊娠;无症状的完全性前置胎盘妊娠达 37 周后可终止妊娠;边缘性前置胎盘满 38 周考虑终止妊娠;部分性根据胎盘遮挡宫颈内口情况于 37~38 周终止妊娠。

3.阴道分娩

阴道分娩适用于边缘性前置胎盘、低置胎盘、出血不多、头先露、无头盆不称及胎位异常,且宫颈口已开大、估计短时间内分娩者。阴道检查需在备血、输液条件下,首先以一手示、中两指轻轻行阴道穹隆部扪诊,若感觉手指与胎先露部之间有较厚的软组织,应考虑前置胎盘,若清楚感觉为胎先露,则可排除前置胎盘;然后,可轻轻触摸宫颈内有无胎盘组织,确定胎盘下缘与宫颈内口的关系,若为血块则易碎,若触及胎膜可刺破胎膜,使羊水流出,胎先露部下降压迫胎盘而减少出血。并加强宫缩促使胎头下降压迫胎盘而止血。一旦产程停滞或阴道流血增多,应立即行剖宫产结束分娩。

4.紧急转送

如无输血、手术等抢救条件时,应立即在消毒下阴道填塞纱布、腹部加压包扎、开通静脉输液通路后,由医务人员亲自护送至附近有条件的医院进行治疗。

疑有 B 族链球菌感染,应预防性使用抗生素。终止妊娠时在胎盘剥离后可预防性使用抗生素。

第三节 胎 盘 植 入

一、病因

妊娠时,原发性蜕膜发育不全或创伤性内膜缺陷,致使底蜕膜完全性或部分性缺失,胎盘与子宫壁异常附着,绒毛植入有缺陷的蜕膜基底层甚至子宫肌层,可引起产时、产后出血等严重并发症。其发生与下列因素有关:①子宫内膜损伤如多产、多次人工流产、宫腔感染等。②胎盘附着部位异常如附着于子宫下段、子宫颈部及子宫角部。③子宫手术史如剖宫产术、子宫肌瘤剔除术、子宫整形术等。孕囊若种植于手术瘢痕部位,发生胎盘植入的风险极大,是导致"凶险性"产后出血的主要原因。④子宫病变如子宫肌瘤、子宫腺肌病、子宫畸形等。

二、临床表现

(一)分娩前临床表现

(1)反复无痛性阴道出血:可见于前置胎盘合并胎盘植入的患者。

(2)血尿:可见于泌尿系统损伤的穿透性胎盘植入的患者。

(3)腹痛、胎心率变化:可见于穿透性胎盘植入合并子宫破裂患者。

(二)胎儿娩出后临床表现

胎盘娩出不完整,或胎盘娩出后发现胎盘母体面不完整,或胎儿娩出后超过30分钟,胎盘仍不能自行剥离,伴或不伴阴道出血。行徒手取胎盘时剥离困难或发现胎盘与子宫肌壁粘连紧密无缝隙。

三、诊断

(一)彩色多普勒超声胎盘植入征象

(1)胎盘部位正常但结构紊乱。

(2)呈弥漫性或局灶性胎盘实质内腔隙血流。

(3)胎盘后方正常低回声区变薄或消失。

(4)子宫浆膜-膀胱交界处血管丰富。

(二)MRI检查胎盘植入征象

(1)子宫凸向膀胱。

(2)胎盘内信号强度不均匀。

(3)T_2加权像存在胎盘内条索影。

(4)胎盘血供异常。

(三)临床诊断标准

分娩时胎盘不能自行剥离,人工剥离胎盘时发现胎盘部分或全部粘连于子宫壁,剥离困难或不能剥离,甚至经刮宫后仍有胎盘组织残留,并有刮宫或剥离的胎盘组织病理证实。

(四)病理诊断标准

病理检查证实子宫肌层内有胎盘绒毛组织侵入。

四、鉴别诊断

(一)滋养细胞疾病

病灶多侵犯子宫内膜结合带或子宫肌层,边界多不光整,多呈虫蚀样,为不规则破坏。

(二)胎盘残留

胎盘与子宫内膜分界清晰,子宫内膜结合带多为完整。

五、处理

(一)产前处理

(1)若有贫血,使用铁剂、叶酸等药物治疗。

(2)每3～4周进行1次超声检查。

(3)转诊至有胎盘植入处置条件的医院进一步治疗。

(4)分娩时机:妊娠 34～36 周分娩。

(二)分娩时处理

1.分娩方式选择

(1)阴道分娩:主要见于产前未诊断而分娩后才确诊胎盘植入者。胎儿娩出后切忌用力牵拉脐带,以免导致子宫内翻。

(2)剖宫产:胎盘植入患者多为剖宫产分娩,子宫切口选择依胎盘附着位置而定,原则上应避开胎盘或胎盘主体部分。

2.麻醉方式

多选择全身麻醉。

3.防治产后出血

(1)血管阻断术:主要采用髂内动脉结扎、子宫动脉结扎、经皮双侧髂内动脉栓塞术、经皮双侧子宫动脉栓塞术和腹主动脉下段阻断术。

(2)子宫压迫缝合:适用于胎盘植入面积比较局限,胎盘植入局部病灶切除,和/或胎盘剥离面出血者。

(3)宫腔填塞:宫腔填塞包括纱布填塞及球囊填塞。适用于胎盘植入面积较小、胎盘剥离面出血者。纱布与球囊放置 24～48 小时后取出。无论采用何种填塞方法,应预防性使用抗生素。

(三)分娩后胎盘和子宫的处理

1.胎盘原位保留

(1)胎盘原位保留方法:①部分胎盘和/或部分子宫壁切除后行子宫缝合和/或子宫重建;②部分胎盘植入或完全性胎盘植入均可以行胎盘原位保留。

(2)胎盘原位保留指征:①患者要求保留生育功能;②具备及时输血、紧急子宫切除、感染防治等条件;③术中发现胎盘植入,但不具备子宫切除的技术条件,可在短时间内安排转院接受进一步治疗者。

(3)感染监测与抗生素使用:①术前 0.5～2.0 小时内或麻醉开始时给予抗生素,若手术时间超过 3 小时,或失血量＞1 500 mL,可在手术中再次给予抗生素。②抗生素的有效覆盖时间应包括整个手术过程和手术结束后 4 小时,总的预防用药时间为 24 小时,必要时延长至 48 小时。污染手术可依据患者感染情况延长抗生素使用时间。③对手术前已形成感染者,应根据药敏结果选用抗生素,一般宜用至体温正常、症状消退后 72～96 小时。对感染不能控制者,宜尽早行子宫切除术。

(4)化疗药物:甲氨蝶呤为胎盘植入患者保守治疗的辅助用药。

2.子宫切除

(1)指征:①产前或产时子宫大量出血,保守治疗效果差;②保守治疗过程中出现严重出血及感染;③子宫破裂修补困难;④其他因素需行子宫切除。

(2)双侧输尿管支架置管:子宫切除术前行输尿管置管可降低输尿管损伤、入住重症监护病房>24小时、输血量≥4 U红细胞、凝血功能障碍、早期再次手术的风险。但输尿管支架置管可增加患者血尿、腰腹痛及尿路刺激征等并发症的发生率。

六、注意事项

(一)止血前容许性低血压

胎盘植入合并未控制的失血性休克患者,有效止血最为重要。止血前可采用控制性液体复苏,容许性低血压,以保证重要脏器的基本灌注,有利于降低患者并发症的发生率。

(二)大量输血策略

快速明确止血的同时,应早期使用血液或血液制品。推荐红细胞、新鲜冷冻血浆、血小板的比例为1∶1∶1,出现凝血功能障碍时恰当使用凝血因子产品(重组活化凝血因子Ⅶ)和氨甲环酸。同时应预防低体温、酸中毒及低钙血症。

第四节　脐带先露和脐带脱垂

胎膜未破时脐带位于胎先露部前方或一侧称为脐带先露,也称隐性脐带脱垂。胎膜破裂后,脐带脱出于宫颈口外,降至阴道内甚至露于外阴,称为脐带脱垂。

一、病因

脐带脱垂多发生在胎先露部不能衔接时,常见原因如下。①胎位异常:因胎先露部与骨盆入口之间有间隙使脐带滑落,多见于足先露或肩先露;②胎头高浮或头盆不称,使胎头与骨盆入口间存在较大间隙;③胎儿过小或双胎妊娠分娩第二胎儿时;④羊水过多、羊膜腔内压力过高,破膜时脐带随羊水流出;⑤球拍状胎盘、低置胎盘;⑥脐带过长。

二、对母儿的影响

(一)对母体影响

增加剖宫产率及手术助产率。

(二)对胎儿影响

胎先露部尚未衔接、胎膜未破者,宫缩时胎先露部下降,一过性压迫脐带导致胎心率异常;胎先露衔接、胎膜已破者,脐带受压在胎先露与骨盆之间时,可致胎儿缺氧、胎心消失,脐带血液循环阻断超过 8 分钟,即胎死宫内。以头先露最严重,足先露、肩先露较轻。

三、诊断

若有脐带脱垂的危险因素存在,需警惕其发生。胎膜未破,胎动或宫缩后胎心率突然变慢,改变体位、上推胎先露及抬高臀部后迅速恢复者,应考虑脐带先露的可能,可行胎心监护,超声及彩色多普勒超声检查有助于明确诊断。胎膜已破,胎心率异常,或胎心监护出现胎心基线慢、平直等,应立即进行阴道检查,在胎先露旁或前方及阴道内触及有搏动的条索状物,或脐带脱出于外阴,即可确诊。

四、处理

(一)脐带先露

经产妇,头先露、胎膜未破、宫缩良好者,可取头低臀高位,密切观察胎心率,等待胎头衔接,若宫口逐渐扩张,胎心持续良好,可经阴道分娩;初产妇,足先露或肩先露者,应行剖宫产术。

(二)脐带脱垂

胎心正常、胎儿存活者,应争取尽快娩出胎儿。宫口开全,胎先露在 S+2 及以下者,行产钳术,臀先露行臀牵引术;宫口未开全,产妇立即取头低臀高位,将胎先露部上推,同时使用宫缩抑制剂,以缓解脐带受压,严密监测胎心的同时,尽快行剖宫产术。

五、预防

妊娠晚期或临产后,超声检查有助于尽早发现脐带先露。对有脐带脱垂危险因素者,尽量不做或少做肛检或阴道检查。人工破膜应避免在宫缩时进行,羊水过多者应在有准备的情况下采取高位破膜,使羊水缓慢流出。

第五节 羊 水 过 多

妊娠期间,羊水量超过 2 000 mL 称为羊水过多,发生率为0.5%～1.0%。若羊水量增加缓慢,称慢性羊水过多;若羊水在数天内迅速增多,压迫症状明显,称为急性羊水过多。

一、病因

约 1/3 的羊水过多病因不明,称为特发性羊水过多。但多数重度羊水过多可能与胎儿畸形及妊娠合并症等因素有关。

(一)胎儿疾病

胎儿疾病包括胎儿畸形、染色体或基因异常、胎儿肿瘤、胎儿代谢性疾病等。18%～40%的羊水过多合并胎儿畸形,以神经管缺陷性疾病最常见,约占 50%,其中又以开放性神经管畸形多见。由于脑脊膜膨出裸露,脉络膜组织增生,渗出液增加,中枢性吞咽障碍加上抗利尿激素缺乏等,致使羊水形成过多,回流减少,羊水过多;消化道畸形约占 25%,主要是胎儿食管、十二指肠闭锁等,由于胎儿吞咽羊水障碍,导致羊水积聚而引起羊水过多。其他还有腹壁缺陷、膈疝、先天性醛固酮增多症、遗传性假性低醛固酮症、胎儿纵隔肿瘤、胎儿脊柱畸胎瘤、先天性多囊肾等均可造成羊水过多。18-三体综合征、21-三体综合征、13-三体综合征胎儿可出现胎儿吞咽羊水障碍,引起羊水过多。

(二)多胎妊娠

双胎妊娠合并羊水过多的发生率约为 10%,是单胎妊娠的10 倍,以单绒毛膜性双胎居多。单绒毛膜双羊膜囊双胎胎盘之间血管吻合率达 85%～100%,易并发双胎输血综合征,受血儿循环血量增多、胎儿尿量增加,引起羊水过多。

(三)妊娠期合并症

10%～25%的羊水过多与孕妇血糖代谢异常有关,母体高血糖致胎儿血糖增高,产生渗透性利尿,并使胎盘胎膜渗出增加,导致羊水过多。母儿血型不合,可出现胎儿贫血、水肿、胶体渗透压降低,胎儿尿量增加,加之胎盘增大,导致羊水增多。

（四）胎盘脐带病变

巨大胎盘、脐带帆状附着可导致羊水过多。当胎盘绒毛血管瘤直径大于1 cm时，15％～30％合并羊水过多。

二、对母儿影响

（一）对母体的影响

羊水过多致子宫张力增高，并发妊娠期高血压疾病的风险增加，是正常妊娠的3倍。由于子宫肌纤维伸展过度、宫缩乏力、产程延长及产后出血的发生率增加，所以并发胎膜早破、早产的可能性增加，若突然破膜可使宫腔内压力骤然降低，导致胎盘早剥、休克。

（二）对胎儿的影响

胎位异常、脐带脱垂、胎儿窘迫及早产增多，加上羊水过多常合并胎儿畸形，故羊水过多者围生儿病死率可明显增高。

三、临床表现

（一）急性羊水过多

急性羊水过多较少见。多在妊娠20～24周发病，羊水骤然增多，数天内子宫明显增大。患者自觉腹部胀痛、腰酸、行动不便，因横膈抬高引起呼吸困难，甚至发绀，不能平卧。检查可见腹部高度膨隆、皮肤张力大、变薄，皮下静脉清晰可见。巨大子宫压迫下腔静脉，静脉回流受阻，出现下肢和外阴部静脉曲张及水肿，压迫双侧输尿管，孕妇尿量减少，甚至无尿；子宫大于妊娠月份、张力大，胎位检查不清，胎心音遥远或不清。

（二）慢性羊水过多

慢性羊水过多较多见。常发生在妊娠晚期，羊水在数周内缓慢增多，压迫症状较轻。孕妇无明显不适，仅感腹部增大较快。检查见子宫大小超过妊娠月份，腹壁皮肤发亮，触诊时感觉子宫张力大，液体震颤感明显，胎位不清，胎心音遥远。

四、辅助检查

（一）超声检查

重要的辅助检查方法。超声不但可以诊断出羊水过多，还可以了解胎儿情况，发现胎儿畸形。超声诊断羊水过多的标准，目前在临床应用的有2种。

（1）羊水指数（amniotic fluid index，AFI）：以脐为中心分为 4 个象限，各象限最大羊水暗区垂直径之和为羊水指数。AFI≥25 cm 诊断为羊水过多。

（2）最大羊水暗区的垂直深度（maximum vertical pocket，MVP）：MVP≥8 cm诊断为羊水过多。

（二）胎儿疾病检查

可行羊水细胞培养或采集胎儿血细胞培养做染色体核型分析，排除胎儿染色体异常；羊膜腔穿刺行羊水生化检查，若为胎儿开放性神经管畸形及消化道畸形，羊水中 AFP 明显增高，超过同期正常妊娠平均值加 3 个标准差以上有助于诊断；同时可行聚合酶链反应检查了解是否感染细小病毒、巨细胞病毒、弓形虫、梅毒等。

（三）其他检查

羊水过多尤其慢性羊水过多者，应行糖耐量试验排除糖尿病；怀疑血型不匹配者可检测母体抗体滴度。

五、处理

主要根据胎儿有无畸形、孕周、羊水过多的严重程度而定。

（一）羊水过多合并胎儿畸形

一旦确诊胎儿畸形、染色体异常，应及时终止妊娠。终止妊娠的方法应根据具体情况选择。

（1）人工破膜引产：宫颈评分＞7 分者，破膜后多能自然临产。若 12 小时后仍未临产，可静脉滴注缩宫素诱发宫缩。破膜时需注意以下问题。①高位破膜：自宫口沿颈管与胎膜之间向上15 cm刺破胎膜，让羊水缓慢流出，避免宫腔内压力突然降低而引起胎盘早剥；②羊水流出后腹部置沙袋维持腹压，以防休克；③严密监测孕妇血压、心率，注意阴道流血及宫高变化。

（2）经腹羊膜腔穿刺放出适量羊水后，注入依沙啶淀引产。

（二）羊水过多合并正常胎儿

尽可能寻找病因，积极针对病因治疗，如糖尿病、妊娠期高血压疾病等母体疾病。

1.期待疗法

羊水量多而自觉症状轻微，胎肺不成熟者，可严密观察，适当减少孕妇饮水量，注意休息，可采取侧卧位以改善子宫胎盘循环，尽量延长孕周。每周复查超声了解羊水指数及胎儿生长情况。

2.前列腺素合成酶抑制剂治疗

常用吲哚美辛,2.2～2.4 mg/(kg·d),分 3 次口服。其作用机制是通过增加近曲小管的重吸收而减少胎儿尿液生成,进而使羊水减少。吲哚美辛可使动脉导管提前关闭,限于 32 周以前,且不宜长时间应用。用药 24 小时后即行胎儿超声心动图检查,此后每周1次,同时超声密切随访羊水量,每周 2 次,发现羊水量明显减少或动脉导管狭窄,应立即停药。

3.羊膜穿刺

压迫症状严重而胎肺不成熟者,可考虑经腹羊膜穿刺放液,以缓解症状,延长孕周。放液时需注意:①超声监测下避开胎盘部位穿刺;②放羊水速度不宜过快,每小时约 500 mL,一次放液总量不超过 1 500 mL,以孕妇症状缓解为度;③密切注意孕妇血压、心率、呼吸变化,监测胎心,警惕胎盘早剥,预防早产;④严格消毒,防止感染;⑤必要时 3～4 周后重复放液以降低宫腔内压力。

4.分娩期处理

羊水量反复增长,压迫症状严重,胎肺已成熟者,可终止妊娠;胎肺未成熟者,促胎肺成熟后引产。人工破膜除前述注意事项外,还应注意防止脐带脱垂。若破膜后宫缩乏力,可静脉滴注缩宫素加强宫缩,密切观察产程进展。胎儿娩出后应及时应用宫缩剂,预防产后出血。

第六节　羊　水　过　少

妊娠晚期羊水量少于 300 mL 称为羊水过少。发生率为0.4％～4.0％。羊水过少与不良围生儿结局存在密切的相关性,严重羊水过少者围生儿死亡率高达 13.3％。

一、病因

主要与羊水产生减少或外漏增加有关,部分羊水过少原因不明。常见原因如下。

(一)胎儿畸形

以胎儿泌尿系统畸形为主,如先天性肾缺如、肾小管发育不全、尿路梗阻等,因胎儿无尿液生成或生成的尿液不能排入羊膜腔而致羊水过少。另外,染色体异常、法洛四联症、水囊状淋巴管瘤、小头畸形、甲状腺功能减退等也可引起羊水过少。

(二)胎盘功能不良

过期妊娠、胎儿生长受限、妊娠期高血压疾病等均存在胎盘功能减退,胎儿宫内缺氧,血液重新分布,肾动脉血流量减少,胎儿尿生成减少,导致羊水过少。

(三)胎膜病变

胎膜早破,羊水外漏速度大于再产生速度,导致继发性羊水过少。宫内感染、炎症等引起羊膜通透性改变,与某些原因不明的羊水过少有关。

(四)母体因素

孕妇脱水、血容量不足、血浆渗透压增高等,可使胎儿血浆渗透压相应增高,胎盘吸收羊水增加,同时胎儿肾小管重吸收水分增加,尿形成减少。此外孕妇应用某些药物如吲哚美辛、血管紧张素转换酶抑制剂等亦可引起羊水过少。

二、对母儿影响

(一)对胎儿的影响

羊水过少是胎儿危险的重要信号,使围生儿发病率和死亡率明显增高。与正常妊娠相比,羊水过少围生儿死亡率增高 13~47 倍。妊娠早、中期发生的羊水过少与胎儿畸形常互为因果。波特综合征(胎肺发育不良、扁平鼻、耳大位置低、肾及输尿管不发育,以及铲形手、弓形腿等)可致羊水过少,而羊水过少又可导致胎体粘连、骨骼发育畸形、肺发育不全等,围生儿预后差。妊娠晚期羊水过少,常为胎盘功能不良及慢性胎儿宫内缺氧所致,羊水过少又可引起脐带受压,加重胎儿缺氧。

(二)对孕妇的影响

手术分娩率和引产率均增加。

三、临床表现

羊水过少的临床表现多不典型。胎盘功能不良者常有胎动减少;胎膜早破者有阴道流液。腹部检查可见宫高、腹围较同期孕周小,尤以胎儿宫内生长受限者明显,有子宫紧裹胎儿感。子宫敏感,易激惹,临产后易发生宫缩不协调,阴道检查时发现前羊膜囊不明显,胎膜与胎儿先露部紧贴,人工破膜时羊水流出少。

四、辅助检查

(一)超声检查

超声检查是羊水过少的主要辅助诊断方法。妊娠晚期最大羊水暗区的垂直深度(MVP)≤2 cm 为羊水过少,MVP≤1 cm 为严重羊水过少;或羊水指数(AFI)≤5 cm 诊断为羊水过少。超声发现羊水过少时,应排除胎儿畸形。超声检查对先天性肾缺如、尿路梗阻、胎儿生长受限等有较高的诊断价值。

(二)羊水直接测量

破膜时以容器置于外阴收集羊水,或剖宫产时收集羊水直接测量。

(三)胎儿染色体检查

需排除胎儿染色体异常时可做羊水细胞培养,或采集胎儿血细胞培养,做染色体核型分析、荧光定量聚合酶链反应快速诊断等。

(四)其他检查

妊娠晚期发现羊水过少,应结合胎儿生物物理评分、胎心监护等,评价胎儿宫内状况,及早发现胎儿宫内缺氧。

五、处理

根据胎儿有无畸形和孕周大小选择治疗方案。

(一)羊水过少合并胎儿畸形

已确诊胎儿畸形者应尽早引产。

(二)羊水过少合并正常胎儿

1.妊娠期羊水过少

(1)一般处理:寻找与祛除病因。嘱孕妇计数胎动,增加补液,每天 2~4 小时内饮水 2~4 L。

(2)增加羊水量期待治疗。孕周小,胎肺不成熟,可行经腹羊膜腔内灌注增加羊水量,延长孕周。妊娠期经腹羊膜腔灌注的主要目的:①改善母儿预后,预防胎肺发育不良;②提高超声扫描清晰度,有利于胎儿畸形的诊断。术后应用宫缩抑制剂预防流产或早产。羊膜腔内灌注并不能治疗羊水过少本身,且存在一定的风险,不推荐作为常规治疗方法。

(3)加强监护:羊水过少期待治疗过程中对胎儿宫内情况的评估和监护是关键。超声随访每周 2 次,动态监测羊水量及脐动脉血流 S/D 值,每周评估 1 次胎儿生长发育情况。28 周以后,每周至少进行 2 次胎心监护。

2.分娩期羊水过少

对妊娠已达 36 周,胎肺已成熟者,应终止妊娠。分娩方式根据胎儿宫内状况而定。对胎儿贮备力尚好,宫颈成熟者,可在密切监护下行缩宫素滴注引产,临产后连续监测胎心变化,尽早行人工破膜以观察羊水性状及量,一旦出现胎儿窘迫征象,应及时行剖宫产。

分娩时羊水过少易发生脐带受压,美国妇产科医师学会指出分娩期可选择羊膜腔内灌注治疗反复出现的变异减速及延迟减速,包括经腹和经阴道羊膜腔灌注术。

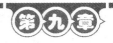

产褥期疾病

第一节 产 褥 感 染

产褥感染是指分娩时及产褥期生殖道受病原体感染,引起局部和全身的炎性变化。发病率为1%~7.2%,是产妇死亡的四大原因之一。产褥病率是指分娩24小时以后的10天内用口表每天测量4次,体温有2次达到或超过38℃。可见产褥感染与产褥病率的含义不同。虽然造成产褥病率的原因以产褥感染为主,但也包括产后生殖道以外的其他感染与发热,如泌尿系统感染、乳腺炎、上呼吸道感染等。

一、病因

(一)感染来源

1.自身感染

正常孕妇生殖道或其他部位的病原体,当出现感染诱因时使机体抵抗力低下而致病。孕妇生殖道病原体不仅可以导致产褥感染,而且在孕期即可通过胎盘、胎膜、羊水间接感染胎儿,并导致流产、早产、死胎、胎膜早破等。有些病原体造成的感染,在孕期只表现出阴道炎、宫颈炎等局部症状,常常不被患者重视,而在产后机体抵抗力低下时发病。

2.外来感染

由被污染的衣物、用具、各种手术器械、物品等接触患者后引起感染,常常与无菌操作不严格有关。产后住院期间探视者、陪伴者的不洁护理和接触,是引起产褥感染主要的来源,也是极容易被疏忽的感染因素,应引起产科医师、医院管理者的高度重视。

(二)感染病原体

引起产褥感染的病原体种类较多,较常见者有链球菌、大肠埃希菌、厌氧菌等,其中内源性需氧菌和厌氧菌混合感染的发生有逐渐增高的趋势。需氧性链球菌是外源性感染的主要致病菌,有极强的致病力、毒力和播散力,可致严重的产褥感染。大肠埃希菌属包括大肠埃希菌及其相关的革兰阴性杆菌、变形杆菌等,亦为外源性感染的主要致病菌之一,也是菌血症和感染性休克最常见的病原体。在阴道、尿道、会阴周围均有寄生,平常不致病,产褥期机体抵抗力低下时可迅速增生而发病。厌氧性链球菌存在于正常阴道中,当产道损伤、机体抵抗力下降时,可迅速大量繁殖,并与大肠埃希菌混合感染,其分泌物异常恶臭。

(三)感染诱因

1.一般诱因

机体对入侵的病原体的反应,取决于病原体的种类、数量、毒力及机体自身的免疫力。女性生殖器官具有一定的防御功能,任何削弱产妇生殖道和全身防御功能的因素均有利于病原体的入侵与繁殖,如贫血、营养不良,和各种慢性疾病,如肝功能不良、妊娠合并心脏病、糖尿病等,以及临近预产期前性交、羊膜腔感染。

2.与分娩相关的诱因

(1)胎膜早破:完整的胎膜对病原体的入侵起着有效的屏障作用,胎膜破裂导致阴道内病原体上行性感染。是病原体进入宫腔并进一步入侵输卵管、盆腔、腹腔的主要原因。

(2)产程延长、滞产、多次反复的肛查和阴道检查增加了病原体入侵机会。

(3)剖宫产操作中无菌措施不严格、子宫切口缝合不当,导致子宫内膜炎的发生率为阴道分娩的20倍,并伴随严重的腹壁切口感染,尤以分枝杆菌所致者为甚。

(4)产程中宫内仪器使用不当或使用次数过多、使用时间过长,如宫内胎儿心电监护、胎儿头皮血采集等,将阴道及宫颈的病原体直接带入宫腔而感染。宫内监护超过8小时者,产褥病率可达71%。

(5)各种产科手术操作(产钳助产、胎头吸引术、臀牵引等),以及产道损伤、产前产后出血、宫腔填塞纱布、产道异物、胎盘残留等,均为产褥感染的诱因。

二、分型及临床表现

发热、腹痛和异常恶露是最主要的临床表现。由于机体抵抗力不同,炎症反应程度、范围和部位的不同,临床表现有所不同。根据感染发生的部位可将产褥感染分为以下几种类型。

(一)急性外阴、阴道、宫颈炎

常由于分娩时会阴损伤或手术产、孕前有外阴阴道炎者而诱发,表现为局部灼热、坠痛、肿胀,炎性分泌物刺激尿道可出现尿痛、尿频、尿急。会阴切口或裂伤处缝线嵌入肿胀组织内,针孔流脓。阴道与宫颈感染者其黏膜充血、水肿、溃疡、化脓,日久可致阴道粘连甚至闭锁。病变局限者,一般体温不超过38℃,病情发展可向上或波及宫旁组织,导致盆腔结缔组织炎。

(二)剖宫产腹部切口、子宫切口感染

剖宫产术后腹部切口的感染多发生于术后3～5天,局部红肿、触痛。切口有明显硬结,并有浑浊液体渗出,伴有脂肪液化者其渗出液可呈黄色浮油状,严重患者组织坏死,切口部分或全层裂开,伴有体温明显升高,超过38℃。Soper报道剖宫产术后的持续发热主要为腹部切口的感染,尤其是普通抗生素治疗无效者。

据报道,3.97%的剖宫产术患者有切口感染、愈合不良,常见的原因有合并糖尿病、妊娠期高血压疾病、贫血等。剖宫产术后子宫切口感染者则表现为持续发热,早期低热多见,伴有阴道出血增多,甚至晚期产后大出血,子宫切口缝合过紧过密是其因素之一。妇检子宫复旧不良、子宫切口处压痛明显,B超检查显示子宫切口处隆起呈混合性包块,边界模糊,可伴有宫腔积液(血),彩色多普勒超声检查显示有子宫动脉血流阻力异常。

(三)急性子宫内膜炎、子宫肌炎

此为产褥感染最常见的类型,由病原体经胎盘剥离而侵犯至蜕膜所致者为子宫内膜炎,侵及子宫肌层者为子宫肌炎,两者常互相伴随。临床表现为产后3～4天开始出现低热,下腹疼痛及压痛,恶露增多且有异味,如早期不能控制,病情加重,出现寒战、高热、头痛、心率加快、白细胞及中性粒细胞增高,有时因下腹部压痛不明显及恶露不一定多而容易误诊。Figucroa报道急性子宫内膜炎的患者100%有发热,61.6%其恶露有恶臭,60%患者子宫压痛明显。最常培养分离出的病原体主要有溶血性葡萄球菌、大肠埃希菌、链球菌等。当炎症波及子宫肌壁时,恶露反而减少,异味亦明显减轻,容易误认为病情好转。感染逐渐发展可于肌壁间形成多发性小脓肿,B超检查显示子宫增大复旧不良、肌层回声不均,并可见小液性暗区,边界不清。如继续发展,可导致败血症甚至死亡。

（四）急性盆腔结缔组织炎、急性输卵管炎

多继发于子宫内膜炎或宫颈深度裂伤，病原体通过淋巴道或血行侵及宫旁组织，并延及输卵管及其系膜。临床表现主要为一侧或双侧下腹持续性剧痛，妇检或肛查可触及宫旁组织增厚或有边界不清的实质性包块，压痛明显，常常伴有寒战和高热。炎症可在直肠子宫陷凹积聚形成盆腔脓肿，如脓肿破溃则向上播散至腹腔。如侵及整个盆腔，使整个盆腔增厚呈巨大包块状，不能辨别其内各器官，整个盆腔似乎被冻结，称为"冰冻骨盆"。

（五）急性盆腔腹膜炎、弥散性腹膜炎

急性盆腔腹膜炎、弥散性腹膜炎炎症扩散至子宫浆膜层，形成盆腔腹膜炎，继续发展为弥散性腹膜炎，出现全身中毒症状：高热、寒战、恶心、呕吐、腹胀、下腹剧痛，体检时下腹明显压痛、反跳痛。产妇因产后腹壁松弛，腹肌紧张多不明显。腹膜炎性渗出及纤维素沉积可引起肠粘连，常在直肠子宫陷凹形成局限性脓肿，刺激肠管和膀胱导致腹泻、里急后重及排尿异常。病情不能彻底控制者可发展为慢性盆腔炎。

（六）血栓性静脉炎

细菌分泌肝素酶分解肝素导致高凝状态，加之炎症造成的血流淤滞、静脉壁损伤，尤其是厌氧菌和类杆菌造成的感染极易导致血栓性静脉炎。可累及卵巢静脉、子宫静脉、髂内静脉、髂总静脉及下腔静脉，病变常为单侧，患者多在产后1～2周，继子宫内膜炎之后出现寒战、高热，反复发作，持续数周，不易与盆腔结缔组织炎区分。下肢血栓性静脉炎者：病变多位于一侧股静脉和腘静脉及大隐静脉，表现为弛张热、下肢持续性疼痛、局部静脉压痛或触及硬索状包块，血液循环受阻，下肢水肿，皮肤发白，称为股白肿。可通过彩色多普勒超声血流显像检测确诊。

（七）脓毒血症及败血症

病情加剧则细菌进入血液循环引起脓毒血症、败血症，尤其是当感染血栓脱落时，可致肺、脑、肾脓肿或栓塞死亡。

三、处理原则

治疗原则是抗感染。辅以整体护理、局部病灶处理、手术或中医中药治疗。

（一）支持疗法

纠正贫血与电解质紊乱，增强免疫力。半卧位以利脓液流于陶氏腔，使之局限化。进食高蛋白、易消化的食物,多饮水,补充维生素,纠正贫血和水、电解质紊乱。发热者以物理退热方法为主,高热者酌情给予 50～100 mg 双氯芬酸栓塞肛门退热,一般不使用安替比林退热,以免体温不升高。重症患者应少量多次输新鲜血或血浆、清蛋白,以提高机体免疫力。

(二)清除宫腔残留物

有宫腔残留者应予以清宫,对外阴或腹壁切口感染者可采用物理治疗,如红外线或超短波局部照射,有脓肿者应切开引流,盆腔脓肿者行阴道后穹隆穿刺或切肿引流,并取分泌物培养及药物敏感试验。严重的子宫感染,经积极的抗感染治疗无效,病情继续扩展恶化者,尤其是出现败血症、脓毒血症者,应果断及时地行子宫全切术或子宫次全切除术,以清除感染源,拯救患者的生命。

(三)抗生素的应用

应注意需氧菌与厌氧菌及耐药菌株的问题。感染严重者,首选广谱高效抗生素,如青霉素、氨苄西林、头孢类或喹诺酮类抗生素等,必要时进行细菌培养及药物敏感试验,并应用相应的有效抗生素。可短期加用肾上腺糖皮质激素,提高机体应激能力。

(四)活血化瘀

血栓性静脉炎患者产后在抗感染同时,加用肝素 48～72 小时,即肝素 50 mg 加入 5% 葡萄糖溶液静脉滴注,6～8 小时一次,体温下降后改为每天 2 次,维持 4～7 天,并口服双香豆素、双嘧达莫(潘生丁)等。也可用活血化瘀中药及溶栓类药物治疗。若化脓性血栓不断扩散,可考虑结扎卵巢静脉、髂内静脉等,或切开病变静脉直接取栓。

第二节　产褥期抑郁症

产褥期抑郁症又称产后抑郁症,是指产妇在分娩后出现抑郁症状,是产褥期精神综合征中最常见的一种类型。易激惹、恐怖、焦虑、沮丧和对自身及婴儿健康过度担忧,常失去生活自理及照料婴儿的能力,有时还会陷入错乱或嗜睡状态。多于产后 2 周发病,于产后 4～6 周症状明显,既往无精神障碍史。有关其发生率,国内研究资料多为 10%～18%,国外资料高达 30% 以上。

一、病因

与生理、心理及社会因素密切相关。其中，B 型血性格、年龄偏小、独生子女、不良妊娠结局对产妇的抑郁情绪影响很大。此外，与缺乏妊娠、分娩及小儿喂养常识也有一定关系。

(一)社会因素

家庭对婴儿性别的敏感，以及孕期发生不良生活事件越多，越容易患产褥期抑郁症。孕期、分娩前后诸如孕期工作压力大、失业、夫妻分离、亲人病丧等生活事件的发生，以及产后体形改变，都是患病的重要诱因。产后遭到家庭和社会的冷漠，缺乏帮助与支持，也是患病的危险因素。

(二)遗传因素

遗传因素是精神障碍的潜在因素。有精神病家族史，特别是有家族抑郁症病史的产妇。产褥期抑郁症的发病率高。在过去有情感性障碍的病史、经前抑郁症史等均可引起该病。

(三)心理因素

由于分娩带来的疼痛与不适使产妇感到紧张恐惧，出现滞产、难产时，产妇的心理准备不充分，紧张、恐惧的程度增加，导致躯体和心理的应激增强，从而诱发产褥期抑郁症的发生。

二、临床表现

心情沮丧、情绪低落，易激惹、恐怖、焦虑，对自身及婴儿健康过度担忧，失去生活自理及照料婴儿能力，有时还会出现嗜睡、思维障碍、迫害妄想，甚至伤婴或出现自杀行为。

三、诊断标准

产褥期抑郁症至今尚无统一的诊断标准。美国精神病学会在《精神疾病的诊断与统计手册》一书中，制定了产褥期抑郁症的诊断标准。在产后 2 周内出现下列 5 条或 5 条以上的症状，必须具备①②两条：①情绪抑郁；②对全部或多数活动明显缺乏兴趣或愉悦；③身体质量显著下降或增加；④失眠或睡眠过度；⑤精神运动性兴奋或阻滞；⑥疲劳或乏力；⑦遇事皆感毫无意义或自责感；⑧思维力减退或注意力涣散；⑨反复出现死亡想法。

四、处理原则

产褥期抑郁症通常需要治疗，包括心理治疗和药物治疗。

（一）心理治疗

通过心理咨询，以解除致病的心理因素（如婚姻关系不良、想生男孩却生女孩、既往有精神障碍史等）。对产妇多加关心和无微不至的照顾，尽量调整好家庭中的各种关系，指导其养成良好睡眠习惯。

（二）药物治疗

应用抗抑郁症药，主要是选择性 5-羟色胺再吸收抑制剂、三环类抗抑郁药等，如帕罗西汀以 20 mg/d 为开始剂量，逐渐增至 50 mg/d 口服；舍曲林以 50 mg/d 为开始剂量，逐渐增至200 mg/d口服；氟西汀以 20 mg/d 为开始剂量，逐渐增至 80 mg/d 口服；5 mg/d 阿米替林以 50 mg/d 为开始剂量，逐渐增至 150 mg/d口服等。这类药物优点为不进入乳汁中，故可用于产褥期抑郁症。

（三）BN-脑神经平衡疗法

世界精神病学协会（WPA）、亚洲睡眠研究会（ASRS）、抑郁症防治国际委员会（PTD）、中国红十字会全国精神障碍疾病预防协会、广州海军医院精神病治疗中心宣布，治疗精神疾病技术的新突破：BN-脑神经介入平衡疗法为精神科领域治疗权威技术正式在广州海军医院启动。BN-脑神经介入平衡疗法引进当今世界最为先进的脑神经递质检测技术，打破了传统的诊疗手段，采用全球最尖端测量设备，结合BN-脑神经介入平衡疗法开创精神科领域检测治疗新标准。

五、预防

（一）加强对孕妇的精神关怀

利用孕妇学校等多种渠道普及有关妊娠、分娩常识，减轻孕妇妊娠、分娩的紧张、恐惧心情，完善自我保健。

（二）运用医学心理学、社会学知识

对孕妇在分娩过程中，多关心和爱护产妇，对于预防产褥期抑郁症有积极意义。

第三节　产褥期中暑

中暑是一种在高温环境中发生的急性疾病，包括热射病、热痉挛及热衰竭三型。其中以热射病最为常见。产妇在高温闷热环境下体内积热不能散发从而引起中枢性体温调节功能障碍的急性热病，表现为高热、水、电解质紊乱、循环衰竭和神经系统功能损害等而发生中暑表现者为产褥期中暑。

一、病因及发病机制

产后，产妇在妊娠期内积存的大量液体需排出，部分通过尿液，部分通过汗腺排出；在产褥期，体内的代谢旺盛，必然产热，汗的排出及挥发也是一种散热方式，因此，产妇在产后的数天内都有多尿、多汗的表现。夏日里产妇更是大汗淋漓，衣服常为汗液浸湿。所以在产褥期，对产妇的科学调养方式应该是将产妇安置在房间宽大、通风良好的环境中，衣着短而薄，以利汗液的挥发。当外界气温超过 35 ℃时，机体靠汗液蒸发散热。而汗液蒸发需要空气流通才能实现。但旧风俗习惯怕产妇"受风"而要求关门闭窗，妇女在分娩后，即将头部缠上白布，身着长袖、长裤衣服，并全身覆以棉被，门窗紧闭，俗称"避风寒"，以免以后留下风湿疾病，如时值夏日，高温季节，湿度大，而住房狭小，室内气温极高，则产妇体表汗液无由散发，体温急骤升高，体温调节中枢失控，心功能减退，心排血量减少，中心静脉压升高，汗腺功能衰竭，水和电解质紊乱，体温更进一步升高，而成为恶性循环，当体温高达 42 ℃以上时可使蛋白变性，时间一长病变常趋于不可逆性，即使经抢救存活，常留有神经系统的后遗症。

二、临床表现

(一)先驱症状

全身软弱、疲乏、头晕、头痛、恶心、胸闷、心悸、出汗较多。

(二)典型症状

面色潮红、剧烈头痛、恶心、呕吐、胸闷加重、脉搏细数、血压下降。严重者体温继续上升常在 40 ℃以上，有时高达 42 ℃，甚至超越常规体温表的最高水平。继而谵妄、昏迷，抽搐。皮肤温度极高，但干燥无汗。如不及时抢救，数小时即可因呼吸循环衰竭死亡。

(三)诊断

发病时间常在极端高温季节，患者家庭环境及衣着情况均有助于诊断，其高热、谵妄及昏迷、无汗为产褥期中暑的典型表现。本病须与产后子痫、产褥感染作鉴别诊断，而且产褥感染的产妇可以发生产褥中暑，产褥中暑的患者又可以并发产褥感染。

(四)预防及治疗

产前宣教时应告诉孕妇,产后的居室宜宽大、通风良好,有一定的降温设备,其衣着宜宽松,气温高时要多饮水,产褥期中暑是完全可以预防的。

三、治疗

产褥期中暑治疗原则是迅速降温、纠正水、电解质与酸碱紊乱、积极防治休克。

(一)先兆及轻症

如有头昏、头痛、口渴、多汗、疲乏、面色潮红、脉率快、出汗多、体温升高至38 ℃,首先应迅速降温,置患者于室温25 ℃或以下的房间中,同时采用物理降温,在额部、两侧颈、腋窝、腹股沟、腘窝部有浅表大血管经过处放置冰袋,全身可用酒精擦浴、散风,同时注意水和电解质的平衡,适时补液及给予镇静剂。

(二)重症

1.物理降温

体温40 ℃或以上,出现痉挛、谵妄、昏迷、无汗的患者,为达到迅速降温的目的,可将患者躺在恒温毯上,按摩四肢皮肤,使皮肤血管扩张、加速血液循环以散热,降温过程中以肛表测体温,为肛温已降至38.5 ℃,即将患者置于室温25 ℃的房间内,用冰袋置于前面所述的颈、腋窝、腹股沟部继续降温。

2.药物降温

氯丙嗪是首选的良药,有调节体温中枢、扩张血管、加速散热、松弛肌肉、减少震颤、降低器官的代谢和氧消耗量的功能,防止身体产热过多。剂量为25～50 mg加入生理盐水500 mL补液中静脉滴注1～2小时,用药时需动态观察血压,情况紧急时可将氯丙嗪25 mg或异丙嗪25 mg溶于5％生理盐水100～200 mL中于10～20分钟滴入。若在2小时内体温并无下降趋势,可重复用药。降温过程中应加强护理,注意体温、血压、心脏情况,待肛温降至38 ℃左右时,应即停止降温。

3.对症治疗

(1)积极纠正水、电解质紊乱,24小时补液量控制在2 000～3 000 mL,并注意补充钾、钠盐。

(2)抽搐者可用地西洋。

(3)血压下降者用升压药物,一般用多巴胺及间羟胺。

（4）疑有脑水肿者，用甘露醇脱水。

（5）有心力衰竭者，可用快速洋地黄类药物，如毛花苷C。

（6）有急性肾衰竭者，在适度时机用血透。

（7）肾上腺皮质激素有助于治疗脑水肿及肺水肿，并可减轻热辐射对机体的应激和组织反应，但用量不宜过大。

（8）预防感染：患者在产褥期易有产褥感染，同时易并发肺部其他感染，可用抗生素预防。

（9）重症产褥期中暑抢救时间可以长达1～2个月或更多，有时需用辅助呼吸，故需有长期抢救的思想准备。

4.预后

有先兆症状及轻症者预后良好，重症者则有可能死亡，特别是体温达42 ℃以上并伴有昏迷者，存活后亦可能伴有神经系统损害的后遗症。

参 考 文 献

[1] 张凤.临床妇产科诊疗学[M].昆明:云南科技出版社,2020.

[2] 李佳琳.妇产科疾病诊治要点[M].北京:中国纺织出版社,2021.

[3] 张柏登.临床妇产科诊疗技术[M].北京:世界图书出版社,2019.

[4] 赵瑞华.妇产科基础与临床精要[M].北京:中国纺织出版社,2020.

[5] 刘红霞.妇产科疾病诊治理论与实践[M].昆明市:云南科学技术出版社,2020.

[6] 陈艳.现代妇产科诊疗[M].北京:中国纺织出版社,2019.

[7] 李明梅.临床妇产科疾病诊治与妇女保健[M].汕头:汕头大学出版社,2020.

[8] 焦杰.临床妇产科诊治[M].长春:吉林科学技术出版社,2019.

[9] 王玲.妇产科诊疗实践[M].福州:福建科学技术出版社,2020.

[10] 张海亮.妇产科常见病诊疗[M].长春:吉林科学技术出版社,2019.

[11] 吕刚.妇产科疾病诊治与进展[M].天津:天津科学技术出版社,2020.

[12] 张海红.妇产科临床诊疗手册[M].西安:西北大学出版社,2021.

[13] 郑洋洋.妇产科疾病临床诊治[M].长春:吉林科学技术出版社,2020.

[14] 李庆丰,郑勤田.妇产科常见疾病临床诊疗路径[M].北京:人民卫生出版社,2021.

[15] 李红.妇产科诊疗思维与实践[M].上海:同济大学出版社,2019.

[16] 牛夕华.妇产科临床技术与实践[M].长春:吉林科学技术出版社,2020.

[17] 郝翠云,申妍,王金平,等.精编妇产科常见疾病诊治[M].青岛:中国海洋大学出版社,2021.

[18] 孙丽丽.妇产科诊断与治疗精要[M].昆明:云南科技出版社,2020.

[19] 王敏.实用妇产科诊治精要[M].长春:吉林科学技术出版社,2019.

[20] 法静,李艳,杨莉.妇产科常见疾病诊断与治疗[M].广州:世界图书出版广东有限公司,2021.

［21］刘慧赏.实用妇产科新实践［M］.长春:吉林科学技术出版社,2019.

［22］王春芳.妇产科疾病诊断与治疗［M］.长春:吉林科学技术出版社,2020.

［23］温丽宏.新编妇产科疾病诊断与治疗［M］.长春:吉林科学技术出版社,2019.

［24］胡相娟.妇产科疾病诊断与治疗方案［M］.昆明市:云南科学技术出版社,2020.

［25］于晨芳.现代妇产科疾病诊断精要［M］.长春:吉林科学技术出版社,2019.

［26］樊明英.临床妇产科诊疗［M］.北京:科学技术文献出版社,2020.

［27］石一复,郝敏编.妇产科症状鉴别诊断学［M］.北京:人民卫生出版社,2021.

［28］郭历琛.妇产科诊断与治疗［M］.天津:天津科学技术出版社,2020.

［29］郝晓明.妇产科常见病临床诊断与治疗方案［M］.北京:科学技术文献出版社,2021.

［30］张峰.妇产疾病治疗与生殖技术［M］.哈尔滨:黑龙江科学技术出版社,2021.

［31］成立红.妇产科疾病临床诊疗进展与实践［M］.昆明:云南科学技术出版社,2020.

［32］赵文芳,田艳春,王照英,等.妇科常见病与产科并发症［M］.青岛:中国海洋大学出版社,2021.

［33］丁丽.临床妇产科诊疗实践［M］.北京:科学技术文献出版社,2020.

［34］孙会玲.妇产科诊疗技术研究［M］.汕头:汕头大学出版社,2019.

［35］贾正玉.妇产科临床常见疾病［M］.北京:科学技术文献出版社,2020.

［36］杨俊娟,王媛媛,尹韶华,等.早发型胎儿生长受限合并血流异常对围产结局的影响［J］.实用妇产科杂志,2022,38(7):535-539.

［37］梅洪梁,谢菡,张海霞,等.硬膜外分娩镇痛相关产时发热影响因素分析［J］.现代妇产科进展,2022,31(2):81-85.

［38］鲁景元,薛松,孔晶,等.综合镇痛在子宫腺肌病介入治疗中的应用［J］.实用妇产科杂志,2019,35(12):945-949.

［39］张金焕,王伟,刘思宇,等.经腹彩色多普勒超声检查对子宫内膜异位症的诊断价值［J］.影像科学与光化学,2021,39(2):230-234.

［40］张若仙,何玉琴,吴松鑫,等.MRI测量产前骨盆倾斜度与阴道分娩结局的关系［J］.放射学实践,2022,37(5):580-583.